Urs-Peter Oberlin
Keine Panik vor
dem Ruhestand!

Dr. phil. Urs-Peter Oberlin, geboren 1949 in Aarau, Schweiz, ist nach absolviertem Studium der Biologie in der Ausbildungs- und Öffentlichkeitsarbeit eines multinationalen Großunternehmens in Basel tätig. Er realisierte erfolgreich medizinische, psychologische und soziologische Untersuchungen sowie Seminare – sowohl für die Aus- und Weiterbildung von Ärzten und medizinischem Fachpersonal als auch im Bereich des Gesundheitswesens im weitesten Sinn. Von ihm sind mehrere Bücher im Ariston Verlag erschienen, unter anderem *»Ihr Sieg über den Streß«*.

Urs-Peter Oberlin

Keine Panik vor dem Ruhestand!

Rechtzeitig planen und sinnvoll genießen

Ariston Verlag · Genf/München

Die Deutsche Bibliothek – CIP-Einheitsaufnahme

OBERLIN, URS-PETER:
Keine Panik vor dem Ruhestand: rechtzeitig planen
und sinnvoll genießen / Urs-Peter Oberlin.
– 4. Aufl. – Genf ; München ;
Ariston Verlag, 1995
Bis 3. Aufl. u.d.T.: Oberlin, Urs-Peter:
Glücklich leben im Ruhestand
ISBN 3-7205-1892-2

Die ersten drei Auflagen erschienen als gebundene Auflagen
unter dem Titel »Glücklich leben im Ruhestand«
ebenfalls im Ariston Verlag.

Gestaltung des Einbandes:
Studio Höpfner-Thoma, GraphicDesign BDG, München
Motiv: Zefa
Gesamtherstellung: Ueberreuter Buchproduktion,
Korneuburg bei Wien

Vierte Auflage: Juli 1995
Printed in Austria 1995

ISBN 3-7205-1892-2

Inhaltsverzeichnis

Sollte man sich auf den Ruhestand vorbereiten?

Die Experten meinen: Ja, unbedingt, und zwar frühzeitig. Verschiedene Gründe sprechen für eine rechtzeitige Auseinandersetzung mit der kommenden Lebensphase des Ruhestandes.

1. Der Eintritt in den Ruhestand ist für das Individuum ein einschneidendes Ereignis und bringt viele Veränderungen und Umstellungen im seelisch-geistigen, körperlichen, sozialen und wirtschaftlichen Bereich mit sich. Eine *rechtzeitige Vorbereitung* auf die Zeit des Ruhestandes erleichtert daher die Anpassung an die bevorstehenden Veränderungen. Gerontologen raten deshalb bereits Fünfzig- bis Fünfundfünfzigjährigen dringend, die eigene Zukunft realitätsgerecht zu planen und sich auf die Zeit nach der Pensionierung systematisch vorzubereiten.
2. Eine mangelnde oder zu späte Vorbereitung auf den Ruhestand hat in vielen Fällen eine mehr oder minder ausgeprägte persönliche Krise zur Folge. Die sichtbaren Zeichen dieser Krise rei-

chen von subjektivem Mißbehagen über die psychosomatischen Störungen bis hin zu erhöhter Krankheitsanfälligkeit und Sterblichkeit. Dieser Symptomenkomplex ist häufig das Ergebnis des sogenannten *Pensionierungsschocks.*

3. Die Lebensphase des Ruhestandes gewinnt für das Individuum in unserer Gesellschaft zunehmend an Bedeutung. Der Ruhestand hat sich in den letzten Jahren aufgrund der gestiegenen Lebenserwartung und der laufenden Verringerung der Lebensarbeitszeit (Herabsetzung des Rentenalters, aber auch vorzeitige Pensionierung) zu einer *immer länger werdenden Lebensphase* entwickelt und ist daher nicht mehr nur ein Warten auf den Tod, sondern ein Lebensabschnitt, der geplant und gelebt sein will.

Die Probleme, die sich mit dem Eintritt in den Ruhestand ergeben können, sind heute in den Gesellschaften mit einer gutausgebauten sozialen Sicherung in den wenigsten Fällen materieller Natur. Sie liegen vielmehr auf einer ganz anderen Ebene: Isolation, Einsamkeit, Abgetrenntheit, das Gefühl der Nutzlosigkeit, des Nicht-mehr-Gebrauchtwerdens, Rollenverlust, Veränderung des bisherigen Lebensrhythmus, innere Leere und der *Verlust des Lebenssinns* bereiten älteren Menschen heute die größten Schwierigkeiten. Dazu kommen häufig vorzeitige Alterserscheinungen, wie körperliche Abbauerscheinungen und Gebrechen, die durch ein mangelhaft entwickeltes Gesundheitsbewußtsein beschleunigt und verstärkt werden.

Hat ein aus dem Arbeitsleben ausgeschiedener Mensch erst einmal die ersten Wochen und Monate der Ferien und der Muße genossen, den Garten umgegraben, das Haus repariert und die entfernten Verwandten besucht, so folgt nicht selten plötzlich die große Leere. Die einen warten nun jahrelang darauf, daß ihr ehemaliger Arbeitgeber sie nach ihrem Befinden fragt oder um Rat bittet. Natürlich warten sie in der Regel vergebens, und viele deshalb enttäuschte Menschen gehen daran seelisch zugrunde. Andere wiederum leiden unter dem Verlust ihrer Arbeitskollegen, denn mit dem Eintritt in den Ruhestand bricht meistens auch der Kontakt zu den Kollegen am Arbeitsplatz ab. Der Rentner ist über die neuesten Entwicklungen im Büro oder im Betrieb nicht mehr informiert und kann höchstens noch zuhören.

Je mehr der Beruf bisher die Funktion der Sinngebung im Leben übernommen hatte, desto dramatischer gestaltet sich im allgemeinen das *Ausscheiden aus dem Arbeitsprozeß.* Je mehr die Arbeit im Laufe einer langen Berufstätigkeit zum eigentlichen und einzigen Lebensinhalt geworden ist, desto schwerer wiegt ihr Verlust. Die Aufgabenlosigkeit, die vielen Menschen im Ruhestand zu schaffen macht, läßt sich kaum durch ein Hobby allein ausfüllen. Damit sich wieder ein Gefühl der Nützlichkeit und des Gebrauchtwerdens einstellen kann, bedarf es konkreter und sinngebender Aufgaben.

Der Eintritt in den Ruhestand bringt aber auch Veränderungen im *Zusammenleben mit dem Lebenspartner* mit sich. Die neue Situation führt in vielen Fällen zu Problemen, wenn die gemeinsamen Aufgaben nicht neu verteilt und die Bedürfnisse und der Lebensstil des Partners nicht respektiert werden.

Doch ich möchte mit diesem Buch keinesfalls Ihre Vorfreude auf den Ruhestand trüben, denn der Ruhestand kann sogar zur schönsten Zeit Ihres Lebens werden, wenn Sie sich nur rechtzeitig auf ihn vorbereiten. Ohne frühzeitige Vorbereitung aber besteht die Gefahr, daß der Ruhestand für Sie zu einer Zeit schwerer persönlicher Krisen wird. Genau deshalb sollten Sie sich frühzeitig mit den potentiellen Problemen auseinandersetzen, um eine rasche und problemlose Neuorientierung und Anpassung an die veränderten Verhältnisse im Ruhestand zu erreichen. Der Schwerpunkt liegt dabei auf der *affektiven Bewältigung der Veränderungen,* die der Übergang in den Ruhestand und das Älterwerden mit sich bringen.

Auch wenn Sie erst in fünf bis zehn Jahren in den Ruhestand treten werden, sollten Sie sich dennoch schon heute, gemeinsam mit Ihrem Lebenspartner, der ja in vielen Fällen ebenfalls »mitpensioniert« wird und von den Veränderungen betroffen ist, Gedanken darüber machen, welche Veränderungen auf Sie zukommen werden und wie Sie diese bewältigen können.

Das vorliegende Buch ist bewußt kurz und knapp gefaßt. Schließlich soll es Sie anregen und nicht abschrecken. Auf den folgenden Seiten werden viele Fragen aufgeworfen, auf die es keine allgemeingültigen Antworten gibt. Auf die meisten Fragen können nur Sie – aus Ihrer ganz persönlichen Situation heraus – eine Antwort geben, die für Sie allein richtig ist. Der Verfasser kann Ihnen nur jene Fragen ins Bewußtsein rufen, die Sie sich stellen und für sich beantworten sollten, wenn Sie sich auf Ihren Ruhestand und Ihr Alter optimal vorbereiten wollen. Dieser Leitfaden kann Ihnen also nur als Anregung dienen, damit Sie sich über die schon heute notwendigen *Schritte zur Planung Ihres Ruhestandes* klarwerden und im Hinblick auf ein glückliches und erfolgreiches Leben im dritten Lebensabschnitt geeignete, konkrete Maßnahmen ergreifen können.

Ihre eigenen Gedanken, Ideen, Vorschläge und von Ihnen für notwendig erachtete Aktivitäten und Maßnahmen können Sie in die den einzelnen Kapiteln des Buches beigefügten unbedruckten Seiten mit der Bezeichnung »Resümee« eintragen. So finden Sie Ihre Notizen immer wieder rasch auf, wenn Sie an ihnen arbeiten oder Ergänzungen einfügen wollen.

Das vorliegende Buch kann Ihnen keine Patentrezepte anbieten, wie Sie Ihren Ruhestand gestalten sollen. Seine Aufgabe besteht vielmehr darin, bei Menschen in den mittleren Jahren einen Prozeß auszulösen, der zu einer positiven Einstellung und einer realistischen Einschätzung der kommenden Lebensphase führt und entsprechende Änderungen von Einstellungen, Haltungen und Verhaltensweisen sowie das Ergreifen von spezifischen Maßnahmen zur Folge hat. Es ist nicht einfach zum Lesen da, sondern zum *Mitdenken und Mitarbeiten.* Bearbeiten Sie, gegebenenfalls gemeinsam mit Ihrem Lebenspartner, die folgenden Kapitel und schaffen Sie sich auf diese Weise ein ganz persönliches Konzept für Ihren Ruhestand, das Ihre individuellen Bedürfnisse, Vorlieben und Möglichkeiten berücksichtigt.

Diese Anleitung zur bestmöglichen Vorbereitung auf Ihren Ruhestand basiert auf zahlreichen Untersuchungen aus Psychologie, Soziologie, Medizin und verwandten Disziplinen, des weiteren auf den Erfahrungen zahlreicher privater und öffentlicher Institutionen, die sich der Vorbereitung auf den Ruhestand und das Alter widmen, sowie auf weitreichenden Kenntnissen, die sich der Autor als Moderator von entsprechenden Vorbereitungskursen in der Industrie erworben hat.

Haben Sie sich schon einmal Gedanken darüber gemacht, wie Sie *Ihren* Ruhestand gestalten wollen? Haben Sie schon konkrete Maßnahmen eingeleitet oder doch wenigstens in Aussicht genommen? Falls nicht, so könnte es in Ihrem *eigenen Interesse* liegen, sich jetzt mit diesen grundlegenden Fragen ernstgemeinter Lebensplanung auseinanderzusetzen.

KAPITEL 1

Was erwarten Sie sich von Ihrem Leben im Ruhestand und im Alter?

Mit dem Ruhestand und dem Älterwerden verbinden sich vielfältige Vorstellungen, *Erwartungen* und auch *Befürchtungen.* Neben der Vorfreude auf einen hoffentlich geruhsamen Ruhestand löst die bevorstehende Lebensphase aber auch immer Unsicherheiten und Ängste aus. Das Ziel dieses ersten Kapitels ist es, daß Sie sich diese Vorstellungen, Erwartungen und Befürchtungen bewußtmachen und nach Ihren persönlichen Gestaltungsmöglichkeiten für den kommenden Lebensabschnitt suchen.

Versuchen Sie nun einmal, sich Ihr künftiges Leben im Ruhestand vorzustellen. Welche Bilder und Gefühle tauchen dabei auf? Welche Erwartungen und Befürchtungen verbinden Sie mit dem Ruhestand und dem Älterwerden? Wie werden Sie (und Ihr Lebenspartner) wahrscheinlich Ihre Zeit verbringen? Welche Vorstellungen hegen Sie in bezug auf Ihre zukünftige finanzielle, gesundheitliche und soziale Situation? Notieren Sie sich zunächst möglichst viele Erwartungen und Befürchtungen in bezug auf Ihr Leben im Ruhestand und im Alter (siehe Resümees 1 und 2, Seiten 15 und 16).

Prüfen Sie nun, ob diese Erwartungen und Befürchtungen realistisch sind oder ob sie auf Vorurteilen und falschen Rollenvorstellungen gegenüber dem Älterwerden und dem Leben im Ruhestand beruhen. Die weitverbreitete Befürchtung, das Älterwerden gehe zwangsläufig mit körperlichem, geistigem und sozialem Zerfall einher, ist nichts weiter als ein Vorurteil und basiert ausschließlich auf einem von unserer Gesellschaft *verfügten Rollenzwang.* Beispiele aus unseren Altersheimen scheinen dieses sogenannte Defizitmodell zwar zu bestätigen, es hat sich jedoch gezeigt, daß die Lebensumstände von Altersheimbewohnern einen solchen Abbau in stärkerem Maße begünstigen, als es unter angemesseneren Lebensbedingungen der Fall wäre.

Prüfen Sie Ihre Erwartungen und Befürchtungen also kritisch und versuchen Sie, eine möglichst *realistische Einschätzung* der positiven wie negativen Aspekte Ihres künftigen Lebens im Ruhestand zu gewinnen.

Notieren Sie sich anschließend in einem zweiten Schritt, was Sie tun müssen, damit Ihre Erwartungen erfüllt werden und Sie Ihre Wünsche und Ziele erreichen. Halten Sie auch fest, was es zu tun gilt, damit Ihre Befürchtungen möglichst nicht eintreten. Um bei unserem Beispiel zu bleiben: Zur Erhaltung Ihrer Gesundheit im Ruhestand und im Alter können Sie selbst eine ganze Menge beitragen. Sol-

So sehe ich meinen Ruhestand

Erwartungen	Wie ich sie in die Tat umsetzen kann

So sehe ich meinen Ruhestand

Befürchtungen	Wie ich ihr Eintreten verhindern kann

che Maßnahmen sind körperliche Bewegung, ausgewogene Ernährung, geistige und soziale Anregung. Notieren Sie sich in den beiden folgenden Resümees Ihre Befürchtungen und Erwartungen für den Ruhestand und schreiben Sie solche Aktivitäten daneben, die Sie ergreifen müssen, um die Entwicklung in Ihrem Sinne zu lenken.

Die folgenden Kapitel werden Ihnen Gelegenheit bieten, sich mit den zu erwartenden Umstellungen noch intensiver auseinanderzusetzen.

KAPITEL 2

Grundlegende Veränderungen im Alltagsleben

Nachdem Sie sich nun Klarheit darüber verschafft haben, welche Erwartungen Sie an Ihr Leben im Ruhestand und im Alter stellen und welche Befürchtungen Sie damit verbinden, und kritisch geprüft haben, welche dieser Erwartungen und Befürchtungen realistisch sind und welche nicht, ist es nun Ihre Aufgabe, sich einen *Überblick über die zu erwartenden Veränderungen* in Ihrem Alltagsleben zu verschaffen. Wenn Sie sich rechtzeitig mit solchen Umstellungen auseinandersetzen und frühzeitig nach Lösungsmöglichkeiten für voraussichtlich auftauchende Schwierigkeiten Ausschau halten, können Sie schon heute Strategien entwickeln, um Ausrichtung und Rhythmus Ihres künftigen Lebens sinnvoll umzustrukturieren.

Der Eintritt in den Ruhestand bringt für den Berufstätigen und seinen Lebenspartner zahlreiche Veränderungen mit sich, die es gemeinsam zu bewältigen gilt. Der bisher durch den *Rhythmus von Arbeitszeit und Freizeit* wohlstrukturierte Tagesablauf muß von heute auf morgen selbst gestaltet werden. Die Arbeit, die dem Leben vieler Arbeitnehmer Sinn und Inhalt verliehen hat, fällt plötzlich weg. Ein ganzes Netz von Gewohnheiten zerreißt mit dem Eintritt in den Ruhestand.

Auch im Bereich der *Sozialkontakte* gibt es viele Veränderungen: Mit dem Austritt aus dem Erwerbsleben lassen die meisten Menschen zugleich auch ihre alten Bekanntschaften am Arbeitsplatz zurück. Wer mit einem Partner oder einer Partnerin zusammenlebt, muß sich von nun an auf vermehrte Kontakte mit diesem Partner einstellen. Auf der anderen Seite kann der Verlust des Kontaktes zu den Kollegen am Arbeitsplatz, besonders bei Alleinstehenden, aber auch zu extremer Einsamkeit und Isolation führen.

Weitere Fragen, die für die Planung Ihres Ruhestandes eine entscheidende Rolle spielen, sind Ihr *Gesundheitszustand* und die *finanziellen Verhältnisse,* in denen Sie leben werden.

Versuchen Sie nun wiederum, sich Ihr gemeinsames Leben mit Ihrem Partner im Ruhestand vorzustellen, und notieren Sie sich auf der folgenden Seite alle *Veränderungen gegenüber der heutigen Situation,* die Ihnen dabei spontan in den Sinn kommen (siehe Resümee 3, Seite 21).

Wählen Sie anschließend aus Ihrer Auflistung einige wichtige Aspekte aus, die Ihnen und beziehungsweise oder Ihrem Lebenspartner Schwierigkeiten bereiten könnten. Durchdenken Sie dann die konkreten Folgen dieser Veränderungen (gegebe-

Welche Veränderungen bringt der Ruhestand für mich und meinen Lebenspartner?

Veränderungen	Folgen, Maßnahmen

nenfalls gemeinsam mit Ihrem Lebenspartner) und suchen Sie (gemeinsam) nach ersten Lösungsansätzen. Ziel dieser Überlegungen sollte es jedoch zunächst noch nicht sein, fix und fertige Lösungsvorschläge zu entwickeln – dazu wird noch in Situationen, die in späteren Kapiteln aufgezeigt werden, Gelegenheit sein –, sondern sich die tiefgreifenden Veränderungen und Schwerpunktverlagerungen bewußtzumachen, die der Eintritt in den Ruhestand mit sich bringt und deren Bewältigung einer frühzeitigen seelischen Anpassung bedarf.

KAPITEL 3

Das Persönlichkeitsprofil: Bedürfnisse und Interessen

Jeder Mensch hat seine besonderen Bedürfnisse und Interessen. Vereinfacht lassen sich diese Bedürfnisse und Vorlieben in seelisch-geistige Interessen (Interesse an Kunst und Kultur, Politik und Wirtschaft, Wissenschaft und Natur usw.) und körperliche Interessen (Interesse an Bewegung, Sport, Sexualität usw.) unterteilen. Soziale Interessen, also das Bedürfnis, mit anderen Menschen in Kontakt zu sein, lassen sich sowohl auf der seelisch-geistigen wie auch auf der körperlichen Ebene befriedigen.

Im alltäglichen Leben bieten sich besonders zwei Bereiche zur Befriedigung derartiger Interessen an, nämlich der Beruf und die Freizeit. Die aus diesem Umstand resultierende Gewichtung der Interessen, das heißt das Persönlichkeitsprofil, läßt sich auch graphisch darstellen (siehe Schaubild 1, Seite 24). Das *Idealprofil,* also das ideale Gleichgewicht in der Aufteilung der Interessen, zeigt eine krisenfeste Konstellation mit ausgeglichenen Vorlieben.

Schaubild 1

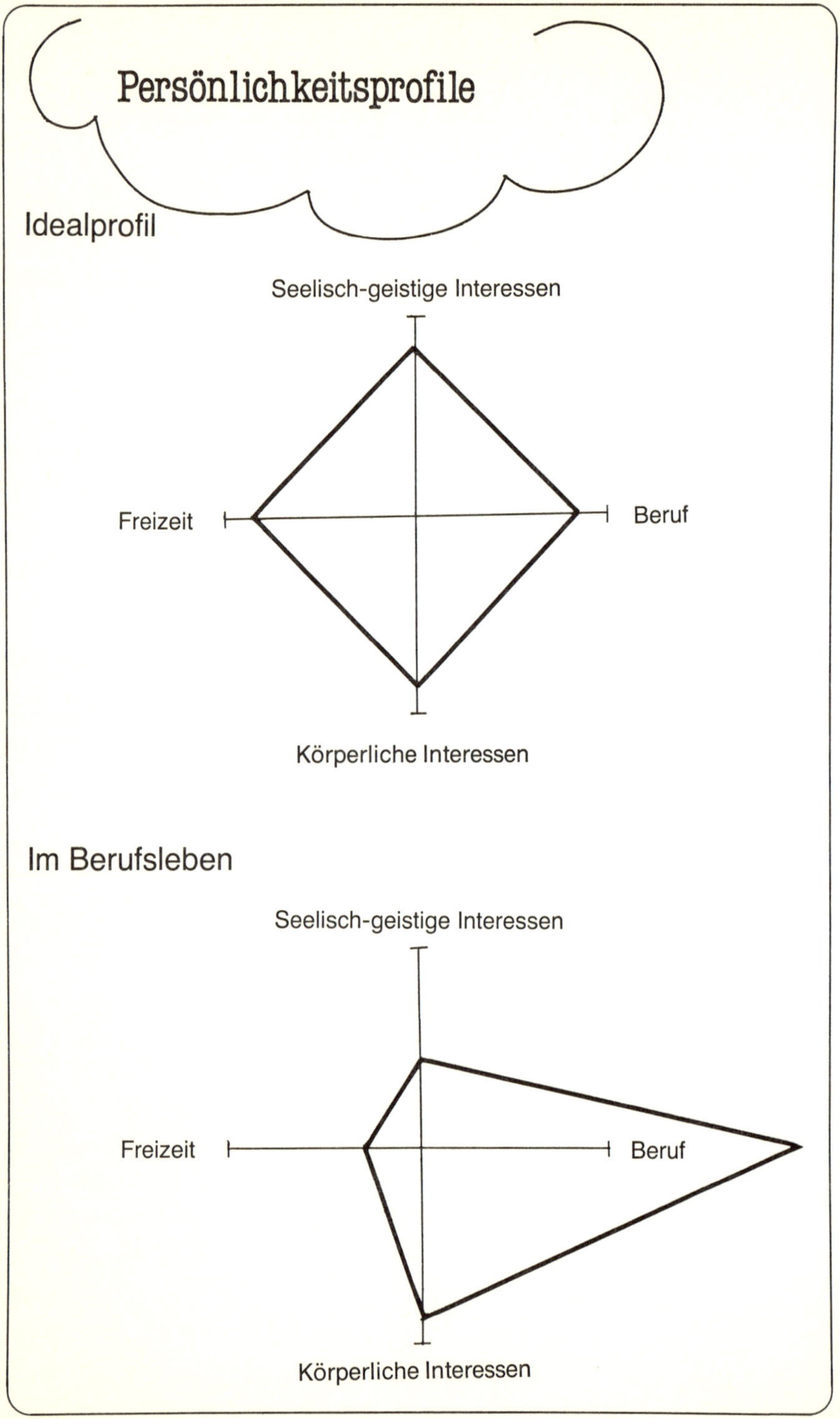
Persönlichkeitsprofile
Idealprofil
Seelisch-geistige Interessen
Freizeit
Beruf
Körperliche Interessen
Im Berufsleben
Seelisch-geistige Interessen
Freizeit
Beruf
Körperliche Interessen

Dieses Modell ist allerdings ebenso ideal wie unrealistisch.

In der Phase der Berufstätigkeit sind die Interessen zwangsläufig stark in Richtung Beruf verlagert, während die anderen Komponenten deutlich zu kurz kommen. Der Beruf dominiert. Dem körperlichen Ausgleich dienen während des Berufslebens häufig gewisse sportliche Aktivitäten (wie zum Beispiel Tennis), die jedoch in vielen Fällen mehr aus gesellschaftlichen Gründen als aus sportlichem Interesse gepflegt werden. Das Engagement im seelisch-geistigen Bereich hält sich in dieser Lebensphase meist in engen Grenzen. Für Kunst, Kultur und Wissenschaft bleibt im Arbeitsalltag oft nur wenig Zeit. Überhaupt kommt während des Lebensabschnitts der Berufstätigkeit die Freizeit bei vielen Menschen begreiflicherweise zu kurz. Mit einem derart berufsorientierten Persönlichkeitsprofil läßt es sich freilich gut leben, solange wenigstens der Erfolg im Beruf nicht ausbleibt.

Beim Eintritt in den Ruhestand jedoch wird dem berufsorientierten Teil der Persönlichkeit zwangsläufig von einem Tag auf den anderen praktisch vollständig der Boden entzogen (siehe Schaubild 2, Seite 26). Die Persönlichkeit ist gezwungen, sich auf eine *Restpersönlichkeit* zu reduzieren, mit der die meisten Menschen nur sehr schwer leben können. Fällt in einem solchen Fall aufgrund körperlicher und gesundheitlicher Schwächung auch noch der Anteil der körperlichen Interessen weg, so bleibt von dem ursprünglichen Persönlichkeitsprofil praktisch nichts mehr übrig. Eine besondere, allerdings

Schaubild 2

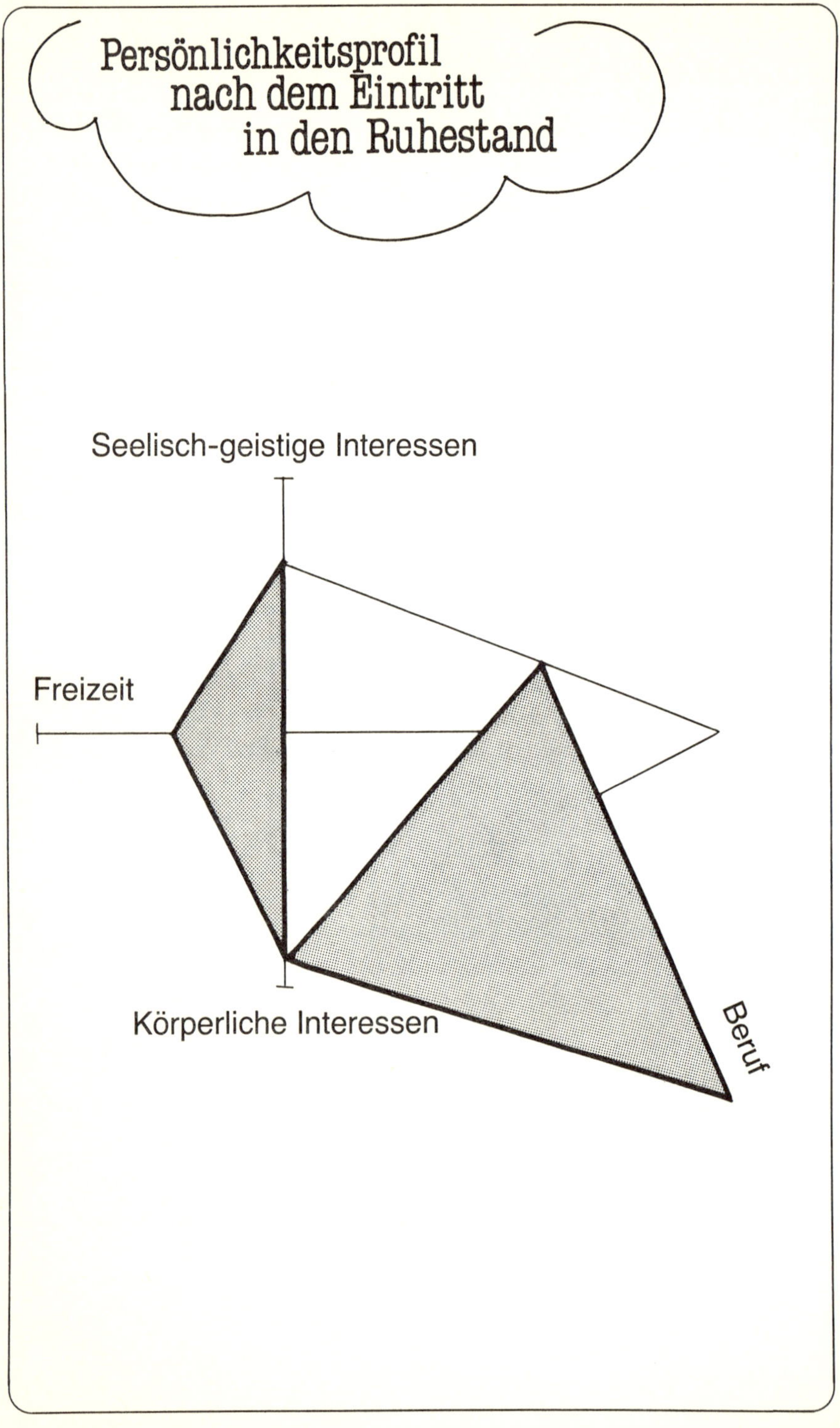

Persönlichkeitsprofil nach dem Eintritt in den Ruhestand
Seelisch-geistige Interessen
Freizeit
Körperliche Interessen
Beruf

sinnverkehrte Form der Wahrnehmung der körperlichen Interessen ist bei zahlreichen Menschen die Flucht in psychosomatische Erkrankungen.

Hobbys und beschäftigungstherapeutische Maßnahmen allein können das Vakuum, das der Verlust der Berufstätigkeit hinterläßt, nicht ausfüllen. Je stärker der Beruf die Funktion der Sinngebung im Leben übernommen hatte, desto schwerwiegender sind die Folgen eines unvorbereiteten Ausscheidens aus dem Berufsleben. Wenn Sie der *Gefahr eines Persönlichkeitsverlusts* im Ruhestand entgehen wollen, müssen Sie Ihr einseitig berufsorientiertes Persönlichkeitsprofil rechtzeitig entzerren, neu dimensionieren und diejenigen Bereiche aktivieren, aus denen Ihre Persönlichkeit im Ruhestand ihre Hauptnahrung beziehen wird.

Sie sollten sich daher schon in der letzten Phase des Berufslebens eine *zweite Persönlichkeit* für den bevorstehenden Ruhestand aufbauen. Ohne eine entsprechende Vorbereitung wird es Ihnen kaum möglich sein, Ihre übrigen Interessen mit dem Eintritt in den Ruhestand plötzlich zu erweitern. Freizeitvergnügungen, exklusive Sportarten oder Reisen sind meist mit beträchtlichen finanziellen Aufwendungen verbunden und zudem kaum geeignet, dem Leben im Ruhestand über Jahre hinaus Sinn und Inhalt zu verleihen. Sie sollten deshalb Ihre außerberuflichen Interessen und Aktivitäten rechtzeitig fördern und ausbauen, um dem drohenden Persönlichkeitsverlust nach dem Ausscheiden aus dem Berufsleben vorzubeugen und dem Leben im Ruhestand Sinn und Inhalt zu verleihen.

Vor allem den *seelisch-geistigen Interessen* kann man bis ins hohe Alter nachgehen und sie bei ausreichendem Training sogar noch ausbauen. Im körperlichen Bereich läßt sich mit zunehmendem Alter ein gewisses Nachlassen der Kräfte kaum vermeiden. Deshalb sollten Sie sich in dieser Hinsicht keinen allzu großen Strapazen aussetzen. Ein stetes Training zur Erhaltung der körperlichen Fitneß ist jedoch unbedingt empfehlenswert. Im Sinne eines *Erhaltungstrainings* ist körperliche Aktivität einschließlich eines gesunden Sexuallebens wünschenswert und notwendig.

Um sich das so entscheidend wichtige Gefühl der Nützlichkeit und des Gebrauchtwerdens zu erhalten, braucht der Mensch im Ruhestand aber auch konkrete Aufgaben und Verantwortung, andernfalls verliert er das *Selbstwertgefühl* und die Selbstachtung. Nur so kann man sich jederzeit vor den Spiegel stellen und zu sich selbst sagen: »Ich bin immer noch jemand!« Ein derartiges Selbstwertgefühl ist für ein lebenswertes Dasein im Ruhestand und im Alter wichtiger als alle anderen, als alle äußeren Faktoren!

Beim Eintritt des bis dato berufstätigen Ehepartners in den Ruhestand kann auch der nichterwerbstätige »mitpensionierte« Lebenspartner einen großen Teil seiner Selbstentfaltungsmöglichkeiten einbüßen, und zwar wenn auch er viele seiner Interessen aufgeben muß. Wenn das der Fall ist, gilt es, *gemeinsame Interessen* zu fördern und dem Partner weiterhin einen Freiraum zur Gestaltung seines Lebens und zur Wahrnehmung seiner Interessen einzuräumen. Aus diesem Grund ist es notwendig und sinnvoll, daß Paare sich gemeinsam auf den Tag »P«, das heißt den Tag der Pensionierung, vorbereiten und die Ansprüche der beiden Partner miteinander in Einklang bringen.

Markieren Sie nun einmal auf dem Schaubild 3 auf der folgenden Seite *Ihr eigenes Persönlichkeitsprofil.* Welchen Raum nimmt in Ihrem Leben der Beruf im Verhältnis zur Freizeit ein? Und welche Relation besteht zwischen Ihren geistig-seelischen Interessen und Ihrer Körperorientierung?

Nachdem Sie sich nun Ihr individuelles Persönlichkeitsprofil bildhaft vor Augen geführt haben, ist es an der Zeit, daß Sie sich Gedanken darüber machen, welche Orientierungen bei Ihrem Eintritt in den Ruhestand zwangsläufig wegfallen und durch welche *Neuorientierungen* sich diese Defizite ausgleichen lassen. Notieren Sie sich daher auf den beiden folgenden Seiten, mit Hilfe welcher Aktivitätsverlagerungen Sie nach dem Ende Ihres Arbeitslebens alle vier genannten Aspekte des Persönlichkeitsprofils redimensionieren können (siehe Resümees 4 und 5, Seiten 31 und 32).

Bei der Auflistung möglicher Hobbys und Zeitvertreibe sollten Sie jedoch stets bedenken, daß viele dieser Aktivitäten einen mehr oder minder großen finanziellen Aufwand erfordern. Für den Ruhestand geeignete Aufgaben sind insbesondere solche *Aktivitäten, die Engagement und Verantwortungsgefühl verlangen* und über Jahre hinaus sinnstiftend sein können. Ein solches Tätigkeitsfeld eröffnet am

Schaubild 3

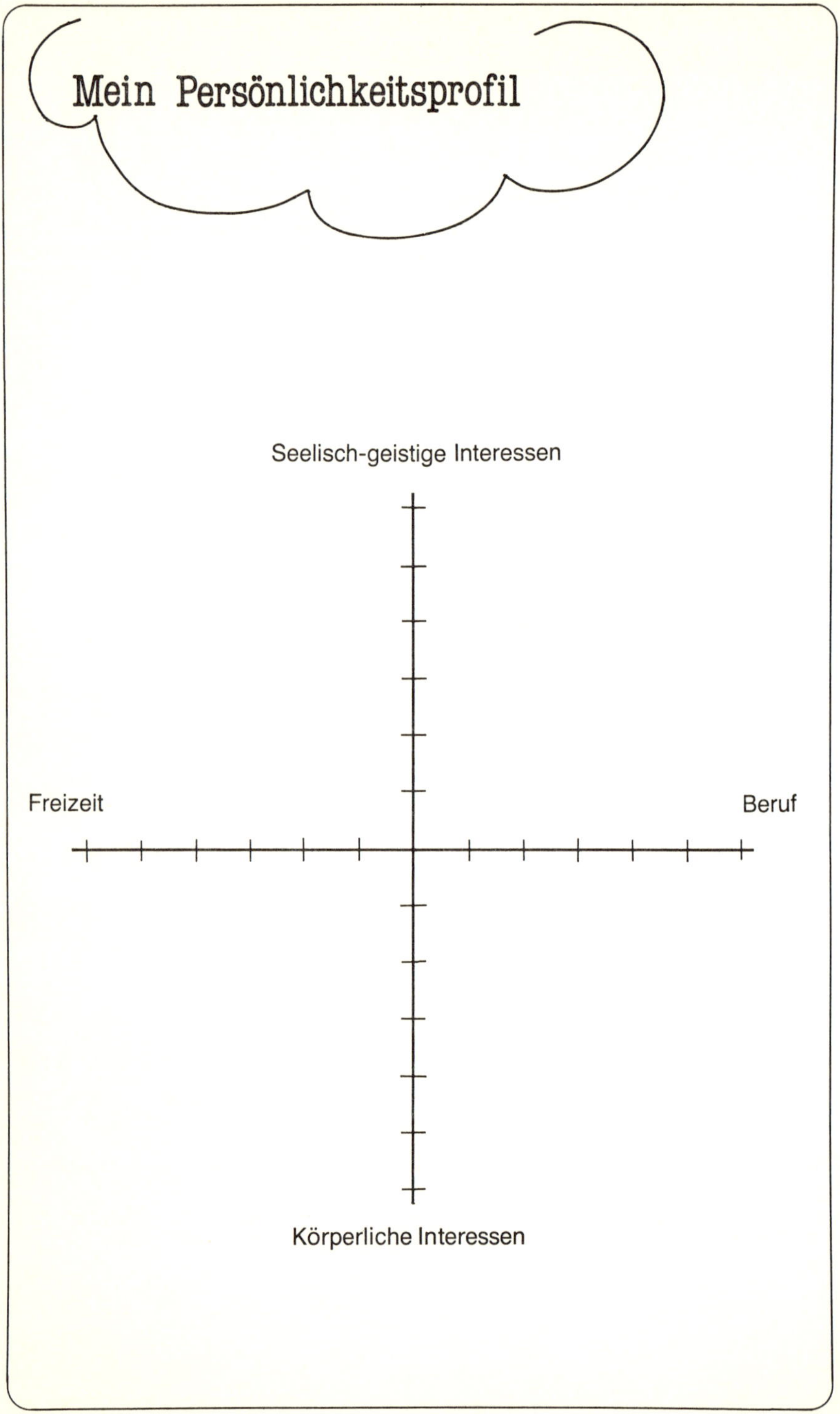
Mein Persönlichkeitsprofil
Seelisch-geistige Interessen
Freizeit
Beruf
Körperliche Interessen

Aktivierung der Persönlichkeit

Aufgaben für den Ruhestand

Freizeit, Zeitvertreib, Hobbys

Aktivierung der Persönlichkeit

Körperliche Interessen

Seelisch-geistige Interessen

ehesten der zwischenmenschliche oder soziale Bereich.

Schließlich sollten Sie die von Ihnen ins Auge gefaßten Aktivitäten noch nach ihrer Zugehörigkeit zum Spektrum der geistig-seelischen beziehungsweise körperlichen Interessen unterteilen.

Bei der Erstellung Ihres Lebensplans für den Ruhestand sollte es Ihr oberstes Ziel sein, eine Umschichtung Ihrer Aktivitätspotentiale in der Weise vorzunehmen, daß der Gesamtumfang Ihrer Persönlichkeit von diesen Änderungen unberührt bleibt.

KAPITEL 4

Bedürfnisbefriedigung im Ruhestand

Jeder Mensch hat eine Reihe grundlegender Bedürfnisse: Um zu überleben müssen wir zunächst einmal atmen, essen, trinken und schlafen. Dies sind, neben dem Sexualtrieb, die *physiologischen Grundbedürfnisse.*

Sind diese befriedigt, so melden sich gleich weitere Bedürfnisse, von deren Erfüllung – kurzfristig gesehen – zwar nicht das unmittelbare Überleben abhängt, wohl aber das seelische und geistige Wohlbefinden. In diese Kategorie fällt unser Bedürfnis nach körperlicher und seelischer Unversehrtheit und Sicherheit, nach zwischenmenschlichem Kontakt, nach Geltung und Anerkennung und schließlich nach Selbstverwirklichung (siehe dazu Schaubild 4, Seite 36).

Das *Sicherheitsbedürfnis* umfaßt unter anderem das Streben nach einer gesicherten Existenz, nach Schutz, nach einer Vorsorge für die Zukunft, nach Ordnung, Rechtmäßigkeit, nach einem strukturierten Lebenslauf und nach Freiheit von Angst und

Schaubild 4

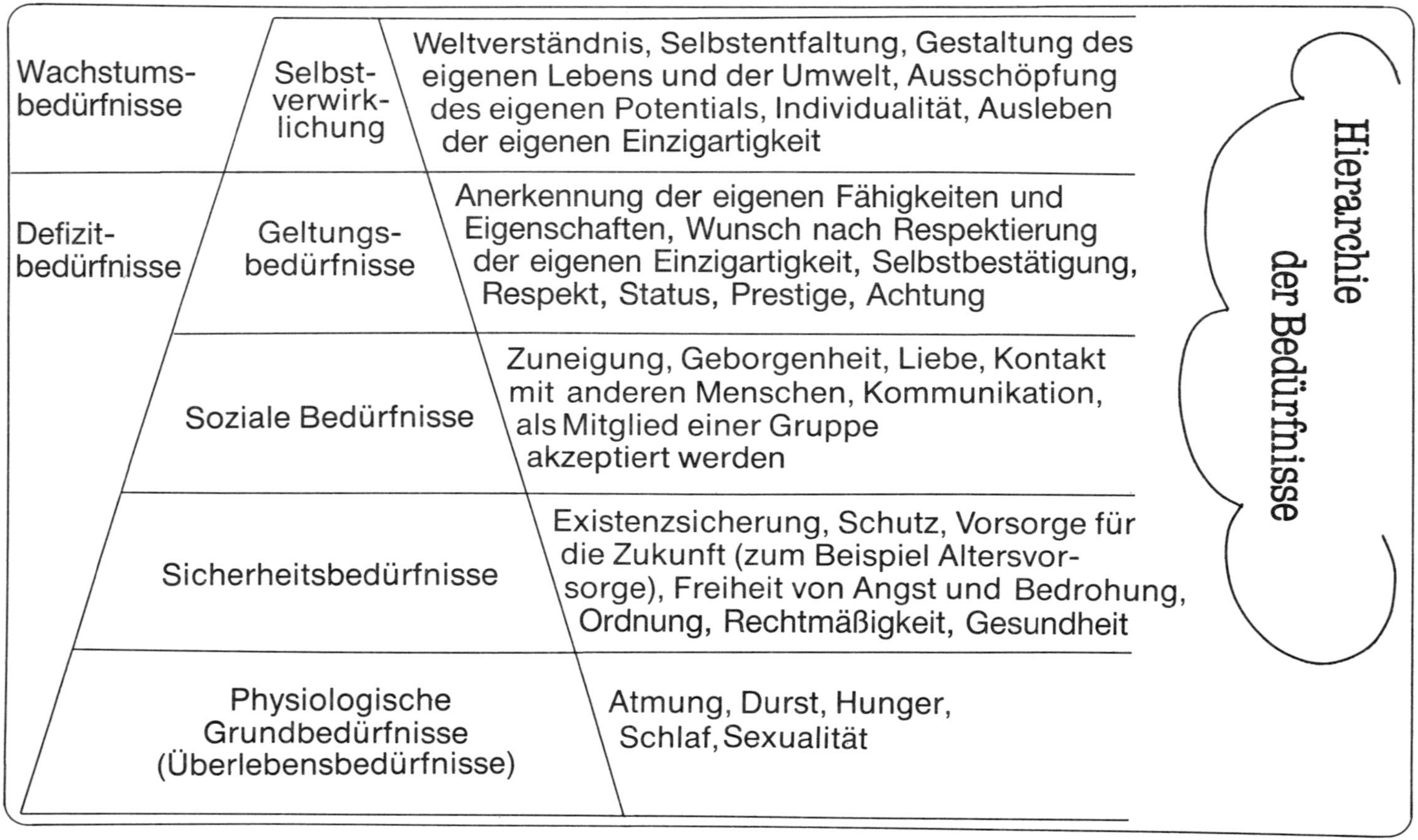
Hierarchie der Bedürfnisse
Wachstums-bedürfnisse
Defizit-bedürfnisse
Selbst-verwirk-lichung
Weltverständnis, Selbstentfaltung, Gestaltung des eigenen Lebens und der Umwelt, Ausschöpfung des eigenen Potentials, Individualität, Ausleben der eigenen Einzigartigkeit
Geltungs-bedürfnisse
Anerkennung der eigenen Fähigkeiten und Eigenschaften, Wunsch nach Respektierung der eigenen Einzigartigkeit, Selbstbestätigung, Respekt, Status, Prestige, Achtung
Soziale Bedürfnisse
Zuneigung, Geborgenheit, Liebe, Kontakt mit anderen Menschen, Kommunikation, als Mitglied einer Gruppe akzeptiert werden
Sicherheitsbedürfnisse
Existenzsicherung, Schutz, Vorsorge für die Zukunft (zum Beispiel Altersvor-sorge), Freiheit von Angst und Bedrohung, Ordnung, Rechtmäßigkeit, Gesundheit
Physiologische Grundbedürfnisse (Überlebensbedürfnisse)
Atmung, Durst, Hunger, Schlaf, Sexualität

Bedrohung. Lassen sich diese Bedürfnisse nicht angemessen befriedigen, so entsteht ein existentielles Gefühl der Angst.

Sind sie hingegen befriedigt, so tauchen unmittelbar die *sozialen Bedürfnisse* auf: das Bedürfnis nach Zuneigung, Geborgenheit, Liebe, Kontakt mit anderen Menschen, Zärtlichkeit, Intimität, Kommunikation, Zugehörigkeit zu einer Gruppe und das Bedürfnis, von dieser Gruppe akzeptiert zu werden. Werden die sozialen Bedürfnisse jedoch enttäuscht, so entsteht ein Gefühl der Isolation und der Entfremdung von den Mitmenschen.

Im umgekehrten Fall hingegen meldet sich sehr rasch das *Geltungsbedürfnis.* Es umfaßt den Wunsch nach der Anerkennung der eigenen Fähigkeiten und Eigenschaften, der eigenen Stärken und Leistungen durch die Umwelt, des weiteren das Streben nach Selbstbestätigung, Respekt, Status, Prestige und Achtung. Die Nichtbefriedigung dieser Geltungsbedürfnisse verursacht Gefühle der Minderwertigkeit und Hilflosigkeit.

Bei den bisher beschriebenen Bedürfnissen handelt es sich um sogenannte Defizit-, das heißt Mangelbedürfnisse. Ihre Befriedigung ruft schließlich das *Bedürfnis nach Selbstverwirklichung* wach. Dieses Bedürfnis umfaßt den Wunsch nach Selbstentfaltung, Weltverständnis, nach Gestaltung des eigenen Lebens und der Umwelt, nach Ausschöpfung der eigenen Fähigkeiten, nach Individualität und dem Ausleben der eigenen höchstpersönlichen Einzigartigkeit. Wo dieses Bedürfnis in seiner Befriedigung behindert wird, kommt es zu einer allgemeinen Lebenskrise und zum Zweifel am Sinn der menschlichen Existenz.

Das Bedürfnis nach Selbstverwirklichung bezeichnet der amerikanische Psychologieprofessor Abraham Harold Maslow, der die hier zugrunde gelegte Hierarchie der Bedürfnisse systematisch erfaßt hat, als *Wachstumsbedürfnis:* Wachstumsbedürfnisse werden mit dem Grad ihrer Befriedigung um so stärker. Je mehr der Mensch in seiner Selbstverwirklichung vorangeschritten ist, desto mehr strebt er nach weiterer Selbstverwirklichung. Die weiter oben genannten Bedürfnisse bezeichnet Maslow als Defizitbedürfnisse: Defizitbedürfnisse lassen nach, sobald sie befriedigt sind. So verschwindet beispielsweise nach dem Essen der Hunger, und nach einem erquickenden Schlaf ist auch die größte Müdigkeit wie weggeblasen.

Die Befriedigung der diversen Bedürfnisse, die von Mensch zu Mensch unterschiedlich stark ausgeprägt sind, kann einerseits im Berufsleben und andererseits im Privatleben, in der Freizeit, erfolgen. Im Erwerbsleben läßt sich ein großer Teil dieser Bedürfnisse in der Arbeit und im Umgang mit den Mitarbeitern und Kollegen befriedigen. Dazu gehören viele soziale Bedürfnisse, Geltungsbedürfnisse und zuweilen auch das Bedürfnis nach Selbstverwirklichung.

Mit dem Eintritt in den Ruhestand fällt dieses Feedback schlagartig weg. Nichtbefriedigte Bedürfnisse aber verschwinden nicht einfach. Sie bestehen weiter und können sich in *Verhaltens- und Gesundheitsstörungen* manifestieren; in manchen

Fällen führen sie auch zu einem aggressiven oder auch depressiven Verhalten. Manche Menschen, denen die Erfüllung elementarer sozialer und Geltungsbedürfnisse versagt bleibt, weichen jedoch auch auf Ersatzbefriedigungen aus. Dazu gehören übermäßiges Essen, Trinken, Rauchen oder Schlafen, also jegliche Art von übertriebenem Konsum, der nur die Funktion hat, die innere Leere und die so zutage tretende Unzufriedenheit eines Individuums »zuzuschütten«.

Es ist deshalb sehr wichtig, daß Sie sich darüber klarwerden, welche für Sie wichtigen Bedürfnisse Sie bisher in erster Linie im Berufsleben befriedigt haben, und sich rechtzeitig Gedanken darüber machen, wie Sie diese Bedürfnisse auch im Ruhestand, in einer veränderten Situation und *auf andere Weise befriedigen* können. Denn, wie schon gesagt, nichtbefriedigte Bedürfnisse verschwinden nicht einfach. Wenn Sie es in Ihrem Berufsleben beispielsweise gewohnt waren, Menschen zu führen, verantwortungsvolle Aufgaben zu erfüllen, Einfluß und Kontrolle auszuüben und eine gewisse Achtung zu genießen, so wird es Sie im Ruhestand kaum befriedigen, lediglich Geschirr zu spülen, Einkäufe zu machen und den Hund spazierenzuführen.

Notieren Sie sich deshalb auf der folgenden Seite spontan alle Bedürfnisse, vor allem soziale Bedürfnisse, Geltungsbedürfnisse und die spezifischen Möglichkeiten der Selbstverwirklichung, die Sie Ihrer Meinung nach bisher im Berufsleben befrie-

Meine Bedürfnisse

Im Berufsleben befriedigte Bedürfnisse

Gleichwertige Bedürfnisbefriedigungen im Ruhestand

Bisher unbefriedigt gebliebene Bedürfnisse

Wie sie sich befriedigen lassen

digen konnten. Lassen Sie dann Ihrer Phantasie freien Lauf und suchen Sie nach Möglichkeiten, wie Sie diese Ihnen wichtig erscheinenden Bedürfnisse auch im Ruhestand befriedigen können. Suchen Sie nach Aktivitäten, die Ihnen gestatten, auch im Ruhestand *am sozialen Leben weiterhin teilzunehmen.*

Möglicherweise haben Sie ja auch einige Bedürfnisse, die Sie bisher weder im Berufs- noch im Privatleben verwirklichen konnten, die aber eigentlich für Ihr Wohlbefinden bedeutungsvoll sind. Schreiben Sie auch solche Bedürfnisse auf und suchen Sie nach Möglichkeiten, wie Sie sich diese Wünsche im Berufsleben, in Ihrer Freizeit oder im bevorstehenden Ruhestand erfüllen können. Notieren Sie sich auch hier wiederum solche Aktivitäten, die am ehesten die Befriedigung Ihrer persönlichen Bedürfnisse und Interessen garantieren können (siehe Resümee 6, Seite 40).

KAPITEL 5

Vorurteile und Rollenspiel

Jeder Mensch übernimmt im Verlauf seines Lebens verschiedene Rollen: altersspezifische Rollen, geschlechtsspezifische Rollen, berufsbezogene Rollen, hierarchisch bestimmte Rollen. Er lebt seine Rolle als Kind, Jugendlicher, Erwachsener, als Junge oder Mädchen, als Mann oder Frau, als Schüler, als Wehrpflichtiger, als Angestellter, als Vorgesetzter, als Liebhaber, als Verheirateter, als Vereinsmitglied. In jedem Lebensabschnitt und in jeder Situation stellt unsere Umwelt bestimmte *Erwartungen an unser Verhalten.* Sie weist uns eine bestimmte Rolle zu. Das Verhalten unserer Mitmenschen uns gegenüber richtet sich nach ihren jeweiligen Vorstellungen von unserer Rolle. Umgekehrt orientiert sich wiederum jeder einzelne an den Erwartungen der Umwelt. Wir alle übernehmen ständig Rollen. Wir verhalten uns in unseren verschiedenen Rollen wie die Umwelt es von uns erwartet, beziehungsweise wie wir glauben, daß unsere Umwelt es von uns erwartet. Unser Rollenverhalten aber wiederum stärkt unsere Umwelt in ihrer Vorstellung von unserer Rolle (siehe Schaubild 5, Seite 45).

Auch das Leben im Ruhestand und im Alter ist mit *bestimmten Vorurteilen* und Vorstellungen behaftet. Älterwerden und Altsein werden in unserem Kulturkreis heutzutage meist mit Abbau, Krankheit, Gebrechlichkeit, Senilität und eigenbrötlerischem Verhalten gleichgesetzt. Wir erwarten also, daß alle alten Menschen gebrechlich, krank, senil und menschenfeindlich sind. Dieser Theorie zufolge (Disengagement-Theorie) möchte sich der alternde Mensch möglichst von seinen Aktivitäten und Kontakten zurückziehen, in Ruhe gelassen werden und allein sein.

Als Folge dieser Theorie wurden Altersheime gebaut, die diesen angeblichen Bedürfnissen der Betagten entsprechen. Die Bewohner solcher Altersheime werden ganz einfach in die ihnen zugewiesene Rolle gedrängt, und schon nach wenigen Jahren entsprechen die meisten von ihnen tatsächlich dem ihnen *zugewiesenen Altenbild:* Solche Menschen werden aufgrund der hoffnungslosen Bedingungen, unter denen sie leben, nach relativ kurzer Zeit wirklich gebrechlich, krank, senil und eigenbrötlerisch. Das wiederum bestätigt alle Vorurteile, die unsere Gesellschaft gegenüber älteren Menschen hegt, und erleichtert es den »Lebenstüchtigen«, nicht mehr im Arbeitsleben stehende Mitbürger als »Senioren« aus dem Alltags- und Familienleben »wegzurationalisieren«.

In einer Zeit, da Jugendlichkeit als höchster Wert gilt und bereits Vierzigjährige zum alten Eisen

Schaubild 5

Rollenverhalten

Die Mitmenschen stellen Erwartungen an mein Verhalten. Sie weisen mir eine Rolle zu.

Das Verhalten meiner Mitmenschen mir gegenüber richtet sich nach ihrer Vorstellung von meiner Rolle.

Ich orientiere mich wiederum an den Erwartungen meiner Mitmenschen. Ich übernehme die mir zugeschriebene Rolle.

Ich verhalte mich entsprechend dieser Rolle. Ich verhalte mich, wie ich glaube, daß die Mitmenschen es von mir erwarten.

Mein Rollenverhalten bestärkt meine Mitmenschen ihrerseits in ihrer Vorstellung von meiner Rolle.

gezählt werden, ist es gewiß angebracht, die Rollenzuweisung, welcher ältere Menschen unterliegen, einmal kritisch zu überprüfen. Natürlich ist es nicht leicht, »aus der Rolle zu fallen« und eine einmal zugewiesene Rolle wieder abzulegen. Es ist allerdings illusorisch zu hoffen, die Gesellschaft werde den älteren Menschen von sich aus wieder eine positivere Rolle zuweisen. Deshalb müssen die betroffenen Menschen selbst etwas tun, um das in der Gesellschaft vorherrschende Bild des Rentners und des Betagten zu verändern. Nur so werden sich auch die Erwartungen der Gesellschaft an die Menschen im Ruhestand allmählich verändern.

Um aber von vornherein gar nicht erst in die Rolle des »Seniors« hineinzurutschen, sollte sich jeder Mensch, der sich dem Lebensabschnitt des Ruhestands nähert, Rechenschaft über seine eigene Vorstellung von der Rolle des Nicht-mehr-Erwerbstätigen ablegen und dabei Vorurteile und Tatsachen sauber voneinander unterscheiden.

Stellen Sie nun einmal in Gedanken einen Jugendlichen, sagen wir einen sportlichen fünfundzwanzigjährigen Studenten, und einen Betagten, beispielsweise einen fünfundsiebzigjährigen Rentner, gegenüber (siehe Resümee 7, Seite 47). Welche Eigenschaften und Verhaltensweisen sind für diese beiden gegensätzlichen Personen Ihrer Meinung nach jeweils typisch?

Notieren Sie sich diese Eigenschaften und Verhaltensweisen und fragen Sie sich dann, welche dieser Zuschreibungen gerechtfertigt sind und welche auf

Vorurteile und Rollen

Typisch für jüngere Menschen	Typisch für ältere Menschen

vorgegebenen Rollenerwartungen und Vorurteilen beruhen. Markieren Sie nun mit einem Farbstift alle diejenigen Verhaltensweisen und Eigenschaften, von denen Sie glauben, daß sie durch das biologische Altern bedingt sind und von dem davon Betroffenen kaum oder gar nicht beeinflußt werden können. Sie werden sehen, daß eine ganze Reihe von Eigenschaften und Verhaltensweisen, die normalerweise als »typisch« für Jugendliche oder betagte Menschen gelten, nicht unumstößlich dem einen oder anderen Lebensabschnitt angehört, sondern vielfach nur auf *Rollenerwartungen und Vorurteilen* beruht. Wohl die Mehrzahl aller in Frage stehenden Eigenschaften und Verhaltensweisen läßt sich sowohl im positiven als auch im negativen Sinn beeinflussen.

Ist einem Menschen das erst einmal klar, so hat er bereits den ersten Schritt getan, um aus einer festgeschriebenen, vorgegebenen Rolle auszubrechen und das zu werden, was er wirklich ist, statt sich den Erwartungen der anderen anzupassen.

Klären Sie daher die folgenden Fragen für sich:

- Welche Rolle habe ich selbst aufgrund realer oder vermeintlicher Erwartungen, die die Umwelt an mich stellt, übernommen?
- Welche Rollen habe ich mir selbst, unabhängig von anderen, zugeschrieben?
- Muß ich mich den Erwartungen meiner Umwelt total anpassen, oder kann ich meine Rolle weitgehend selbst gestalten?

- Kann ich meine Bedürfnisse überhaupt befriedigen, wenn ich nicht so sein darf, wie ich bin? (Was geschieht, wenn wichtige Bedürfnisse unbefriedigt bleiben, haben Sie ja bereits im vorstehenden Kapitel erfahren.)
- Was passiert, wenn ich »aus der Rolle falle«? Die Frage könnte auch lauten: Was passiert *schlimmstenfalls,* wenn ich »aus der Rolle falle«? Welche Vorteile kann ich davon haben?

KAPITEL 6

Was heißt eigentlich älter werden?

Welche Assoziationen verbinden sich für Sie mit dem Älterwerden? Was fällt Ihnen spontan ein, wenn Sie an das Älterwerden und das Altsein denken? Notieren Sie auf der folgenden Seite alle Ihre Gedanken und Vorstellungen in bezug auf das Älterwerden und das Alter. Berücksichtigen Sie dabei die körperliche und seelisch-geistige Gesundheit des älteren Menschen ebenso wie das Verhältnis der Mitmenschen zum älteren Bürger und die soziale Wertschätzung, die er genießt (siehe Resümee 8, Seite 52).

Überprüfen Sie nun, ob in Ihrem Bild vom Alter *die negativen oder die positiven Aspekte überwiegen.* Sind alle von Ihnen genannten negativen Aspekte unabdingbar und unabwendbar mit dem Älterwerden verknüpft oder sind viele von ihnen nur Folge einer vorgeprägten Rollenzuweisung, die von den Betroffenen als soziales Schicksal übernommen wird? Überwiegt in Ihrer Vorstellung vom Alter die Angst, das Gefühl des Verlusts und des passiven Ausgeliefertseins oder die Hoffnung

Älter werden – alt sein

Positive Aspekte	Negative Aspekte

und die Absicht, aktiv die eigene Zukunft zu gestalten?

Das Altern ist ein kontinuierlicher Prozeß. Wir alle altern täglich. Für unser körperliches, seelisch-geistiges und soziales Wohlbefinden ist der biologische Alterungsprozeß wesentlich wichtiger als das Alter in Lebensjahren, das kalendarische Alter. Das *biologische Alter* ist Ausdruck des individuellen Alterungsprozesses, der von einer Vielzahl von Faktoren beeinflußt wird, die wir zum Teil zu unseren Gunsten verändern können. Dabei scheint die eigene Einstellung zum Alter einer der wichtigsten Faktoren für ein erfolgreiches und beschwerdefreies Altern zu sein.

Neben den individuellen Faktoren – wie dem Geschlecht, der physischen und psychischen (erblich erworbenen) Veranlagung, den Sozialisationsbedingungen, der Ausbildung, dem Beruf, der finanziellen Situation, den Familienverhältnissen und zwischenmenschlichen Kontakten, dem Gesundheitsverhalten und der allgemeinen Lebenseinstellung – spielen auch gesellschaftliche Faktoren wirtschaftlicher, demographischer und politischer Natur für die Geschwindigkeit des Alterungsprozesses eine wichtige Rolle (siehe Schaubild 6, Seite 54).

Vorbereitung auf den Ruhestand heißt aber auch, sich mit dem eigenen Älterwerden realistisch auseinanderzusetzen. Älterwerden und Altsein werden heutzutage in unserem Kulturkreis, wie gesagt, meist mit Abbau, Krankheit, Gebrechlichkeit, Senilität und eigenbrötlerischem Verhalten gleichge-

Schaubild 6

Aspekte des Alterns

Kalendarisches Alter
Alter in Lebensjahren

Biologisches Alter
Gesundheitszustand (im Sinne der Definition der WHO), abhängig von gesellschaftlichen und individuellen Faktoren (individueller Alterungsprozeß)

Körperliche Alterserscheinungen
Abnahme der körperlichen Leistungsfähigkeit und der Wahrnehmungsfähigkeit (Sinnesorgane)

Psychische Alterserscheinungen
Entwicklungsmöglichkeit der seelisch-geistigen Fähigkeiten im Sinne der zunehmenden Erfahrung (in früheren Zeiten hoch geschätzt: Senat) und der Reifung der Persönlichkeit

Soziale Alterserscheinungen
Übernahme der meist negativen Betagtenrolle, charakterisiert durch Vereinsamung, geistigen und körperlichen Abbau, Abhängigkeit, Hilfsbedürftigkeit und Hilflosigkeit unter dem Motto: Wir sind das, was andere von uns halten.
Funktionelle und organische Veränderungen beeinflussen heute den Verlauf und die Geschwindigkeit des Alterungsprozesses weniger als soziale Vorurteile gegenüber dem Alter.

setzt. Beispiele aus unseren Altersheimen scheinen dieses Vorurteil zu bestätigen.

Doch gibt es auch genügend Gegenbeispiele: Auf allen Gebieten, in Kunst und Kultur, Wirtschaft und Politik, Wissenschaft und Sport, haben Menschen bewiesen, daß Altern *nicht zwangsläufig Abbau und Verfall* bedeutet. Bekannte Persönlichkeiten haben die gängigen Vorurteile gegenüber der Leistungsfähigkeit des älteren Menschen widerlegt und eindrucksvoll noch in fortgeschrittenem Alter herausragende Leistungen vollbracht, zum Beispiel Pablo Picasso, Albert Schweitzer, Konrad Adenauer oder Winston Churchill.

Viele der verbreiteten Vorstellungen über das Älterwerden beruhen lediglich auf Vorurteilen. Das Defizitmodell des Alterns, dem heutzutage sowohl von der Politik als auch von der Gesellschaft im allgemeinen gehuldigt wird, ist angesichts unseres Wissensstandes nicht mehr länger haltbar, denn Altern ist in erster Linie ein soziales Schicksal.

Funktionelle und organische Veränderungen und Defiziterscheinungen als Folge biologischer Prozesse betreffen normalerweise nur wenige Aspekte der Leistungsfähigkeit. Gewiß treten im körperlichen Bereich mit zunehmendem Alter kleinere Behinderungen auf (siehe dazu Schaubild 7, Seite 56). Die Muskelkraft, die Wahrnehmungsfähigkeit und -geschwindigkeit, die Fähigkeit, komplexe Sachverhalte zu lernen, das Kurzzeitgedächtnis, die Reaktionsfähigkeit und – was Sie besonders beachten sollten – die extreme Dauerbelastungsfähigkeit lassen im Alter nach.

Schaubild 7

Altern
Gewinn oder Verlust?

Gewinn

↑

Erfahrung
Allgemeinwissen
Reife
Menschenkenntnis
Verantwortungssinn
Anpassungsvermögen
Zuverlässigkeit
Selbständigkeit
Ausgeglichenheit
Beständigkeit
Abgeklärtheit

Aufmerksamkeit, Gedächtnis, Konzentrations-,
Lern- und normale Dauerbelastungsfähigkeit

Extreme Dauerbelastungsfähigkeit
Muskelkraft
Wahrnehmungsfähigkeit (Hören, Sehen)
Kurzzeitgedächtnis
Fähigkeit, komplexe Sachverhalte zu lernen
Wahrnehmungsgeschwindigkeit, Reaktionsfähigkeit

↓

Verlust

Diesen Abbauprozessen steht jedoch eine ganze Reihe von für den gesellschaftlichen Organismus insgesamt unentbehrlichen *positiven Funktionen* entgegen. Das Defizit im körperlichen Bereich hat in der Regel auf der seelisch-geistigen Ebene seine positive Entsprechung. So könnten die Erfahrung, die Menschenkenntnis, die Reife, der Verantwortungssinn, die Zuverlässigkeit, die Beständigkeit, die Ausgeglichenheit, die Selbständigkeit und die Abgeklärtheit des älteren Menschen in einer völlig auf Leistungs- und Erfolgsdenken programmierten Gesellschaft ein gesundes Korrektiv darstellen. Aufmerksamkeit, Gedächtnis, Konzentrations-, Lern- und normale Dauerbelastungsfähigkeit sind ohnehin kaum altersabhängig. Jede Fähigkeit und Fertigkeit läßt sich jedoch nur durch Training und Anwendung erhalten oder gar steigern.

Zunehmendes Alter bedeutet daher nicht prinzipiell allgemeinen Abbau. Im Gegenteil: Dem älteren Menschen bieten sich *vielfältige Entwicklungsmöglichkeiten,* die es zu beachten und zu nutzen gilt und die auch für die Gesellschaft insgesamt durchaus einen Gewinn darstellen könnten. Eine frühzeitige Auseinandersetzung mit dem eigenen Älterwerden hilft Ihnen deshalb, diese persönlichen Entwicklungsmöglichkeiten rechtzeitig zu erkennen und zu aktivieren und den Gedanken, überflüssig zu sein, gar nicht erst aufkommen zu lassen.

Positives Älterwerden heißt deshalb:

- Das Altern als einen normalen Aspekt des Lebens zu akzeptieren;

- den eigenen Rhythmus des Älterwerdens zu erkennen und daraus einen individuellen persönlichen Stil abzuleiten;
- Selbstvertrauen zur Selbsthilfe zu entwickeln;
- zwischen gezielter Aktivität und zielloser Geschäftigkeit im Ruhestand zu unterscheiden lernen;
- Fähigkeiten, die sich im Alter erhalten oder noch entwickeln lassen, zu erkennen und einzusetzen und auf diese Weise Fähigkeiten, die sich zurückbilden, zu kompensieren.

KAPITEL 7

Älterwerden ist keine Krankheit

Gesundheit ist eine, wenn nicht *die* Voraussetzung für ein lebenswertes Alter. Ziel dieses Kapitels ist es jedoch nicht, die gerontologischen Aspekte von Gesundheit beziehungsweise Krankheit darzulegen, sondern Möglichkeiten und Wege aufzuzeigen, wie sich die Gesundheit bis ins hohe Alter erhalten läßt.

Die Behandlung der sogenannten Altersgebrechen, deren Bedeutung allerdings häufig überschätzt wird, ist ausschließlich Sache des Arztes. Regelmäßige *ärztliche Untersuchungen* sind deshalb nach dem vierzigsten Lebensjahr in Intervallen von fünf Jahren empfehlenswert, im Rentenalter alle zwei Jahre. Das hat jedoch nur dann einen Sinn, wenn Sie sich von solchen Routineuntersuchungen nicht terrorisiert fühlen und auch bereit sind, den diätetischen und sonstigen Empfehlungen Ihres Arztes zu folgen.

Gesundheit im Ruhestand und im Alter ist heutzutage weitgehend nicht mehr Schicksal, sondern Folge eines konsequent *gesundheitsbewußten*

Lebens. Die meisten Menschen sind jedoch nur wenig motiviert, sich gesundheitsbewußt zu verhalten, da eine solche Lebensweise für den Augenblick keine unmittelbare Steigerung der Lebensfreude verspricht. Vielen Menschen erscheint ein gesundheitsbewußtes Leben sogar als unzumutbarer Verzicht auf Annehmlichkeiten und liebgewordene Gewohnheiten. Dabei unterliegen sie jedoch – in der Regel – einem weitverbreiteten Mißverständnis. Gesundheitsbewußtes Verhalten bedeutet prinzipiell noch lange nicht Verzicht und Askese, es kann sogar durchaus Freude und Spaß bereiten.

Viele gesundheitsabträgliche Verhaltensweisen sind lediglich kritiklos übernommene Konsumgewohnheiten oder *Ersatzbefriedigungen* – für grundlegende seelisch-geistige Bedürfnisse, die auf direktem Wege keine Befriedigung finden. Wer übermäßig viel konsumiert, ob er nun unmäßig viel ißt, Genußmittelmißbrauch treibt oder unnötigerweise Medikamente und Drogen einnimmt, der bringt sich doch in gewisser Hinsicht um sein eigenes Vergnügen. Wer genießt, kann nicht zugleich ein Vielfraß, Alkoholiker oder Kettenraucher sein.

Aber auch hinsichtlich »gesunder« Verhaltensweisen sollte man das rechte Maß kennen. So sind zum Beispiel sportliche Aktivitäten nur dann gesundheitsfördernd, wenn das Individuum sich dabei der Grenzen der eigenen Belastbarkeit bewußt ist und sich nicht überfordert.

Was ist nun eigentlich Gesundheit? Gesundheit definiert sich nicht nur durch das Fehlen von Krankheit und Gebrechlichkeit, sondern ist, wie die Weltgesundheitsorganisation (WHO) es umschreibt, ein *Zustand vollkommenen körperlichen, seelisch-geistigen und sozialen Wohlbefindens.*

Das körperliche Wohlbefinden hat seinen Ursprung in körperlicher Leistungsfähigkeit und Fitneß. Die seelisch-geistige Gesundheit umfaßt geistige Leistungsfähigkeit, Lern- und Entscheidungsfähigkeit, Ausgeglichenheit, Zufriedenheit und das Vermögen, sich zu entspannen. Das soziale Wohlbefinden basiert auf der Fähigkeit, Beziehungen zu knüpfen und ein Gefühl der Zusammengehörigkeit mit anderen Menschen zu entwickeln; sein Ursprung sind soziale Sicherheit, menschliche Geborgenheit und nicht zuletzt auch gesellschaftliche Anerkennung.

Sie sollten daher für Ihre Gesundheit im Ruhestand und im Alter alles tun, um auch in diesem Lebensabschnitt selbständig und unabhängig leben zu können und möglichst nicht auf die Hilfe und den guten Willen anderer angewiesen zu sein. So ersparen Sie sich die nur allzuhäufig entwürdigende und belastende Erfahrung der Hilflosigkeit und des Ausgeliefertseins. Die Verantwortung für Ihre Gesundheit liegt jedoch einzig und allein bei Ihnen selbst.

Für das allgemeine gesundheitliche Befinden spielt das Lebensalter in Jahren alles in allem nur eine untergeordnete Rolle. Allerdings prägen sich die individuellen Unterschiede hinsichtlich des Gesundheitszustandes mit zunehmendem Alter sehr deutlich aus. So kann beispielsweise ein Siebzigjähriger, entgegen den allgemeinen Erwartungen, durchaus gesünder sein als ein Fünfzigjähriger!

Was bedeuten nun diese Erkenntnisse für die Gesundheitsvorsorge von Menschen im zweiten Lebensdrittel? Eine Reihe der chronischen Erkrankungen und Gebrechen, die im Alter häufig auftreten, kann zwar auch heute noch nicht geheilt werden, jedoch läßt sich ihre Entstehung verhindern beziehungsweise deutlich hinauszögern. Dabei spielt neben der individuellen Veranlagung und den Umwelteinflüssen das *persönliche Verhalten* eine entscheidende Rolle.

Die individuelle (das heißt erblich erworbene) Veranlagung ist – jedenfalls bis heute – von außen nicht zu beeinflussen. Auch gegen viele schädliche Umwelteinflüsse sind wir in der Regel mehr oder weniger machtlos, auch wenn wir versuchen sollten, Luftverschmutzung, Lärm, schlechte Wohnlage, Gifte im Wasser und in den Nahrungsmitteln zu meiden. Es gibt jedoch eine Menge Faktoren, die wir sehr einfach selbst beeinflussen können.

Falsche und übermäßige Ernährung führt beispielsweise fast immer zu Übergewicht und Fettsucht. Das wiederum erhöht das Risiko, an einer Herz-Kreislauf-Erkrankung oder an Altersdiabetes zu erkranken, und setzt die Lebenserwartung deutlich herab. Ob Sie sich zu üppig, zu fett oder zu kalorienreich ernähren, können Sie am einfachsten an Ihrem Körpergewicht ablesen. Sind Sie übergewichtig, so sollten Sie die Energiezufuhr drosseln. Das bedeutet nicht, fasten zu müssen, sondern Sie sollten lediglich mehr Qualität anstelle von Quantität zu sich nehmen.

Gestalten Sie daher Ihre Mahlzeiten reich an Eiweiß, Vitaminen und Mineralstoffen und vermeiden Sie möglichst Kohlenhydrate, Fette und Alkohol. Mehrere kleinere, über den ganzen Tag verteilte Imbisse sind bekömmlicher als zwei oder drei üppige Mahlzeiten. Insbesondere abends sollten Sie sich mit dem Essen zurückhalten. Wenn Sie sich nach dem Grundsatz richten »Von allem ein wenig, aber nie zuviel vom gleichen«, haben Sie eigentlich schon die Basis zu einer ausgewogenen und abwechslungsreichen Ernährungsweise geschaffen. Detaillierte Hinweise auf die richtige Diät finden Sie im folgenden Kapitel.

Neben der Über- und Fehlernährung stellt der *Mißbrauch von Genußmitteln* (Alkohol und Nikotin) *und Medikamenten* für die Gesundheit einen Risikofaktor dar. Der Zusammenhang zwischen Rauchen und Lungenkrebs sowie zwischen Alkoholmißbrauch und Lebererkrankungen dürfte inzwischen hinreichend bekannt sein.

Der Großteil der üblichen »Alterserscheinungen« ist jedoch nicht auf ein Zuviel, sondern auf ein Zuwenig zurückzuführen. Jedes Organ und jede Organfunktion verkümmern, wenn sie nicht permanent trainiert und in Anspruch genommen werden. Das gilt sowohl für den Körper als auch für den Geist. Nichts ist der Gesundheit in der zweiten Lebenshälfte abträglicher als die *Bequemlichkeit.* Wer ihr einmal erlegen ist, wird sie nur mit großer Mühe wieder los.

Dabei gibt es viele Möglichkeiten, die eigene Bequemlichkeit zu überwinden und sich spielerisch fit zu halten, sei es durch regelmäßige Radtouren, Wanderungen, Schwimmen, Spielsportarten, Tanzen oder Gymnastik. Aber auch im Alltag gibt es unzählige Möglichkeiten, sich Bewegung zu verschaffen, indem man zum Beispiel Lifte konsequent meidet, das Auto einmal stehen läßt und zu Fuß ins Geschäft geht oder die Straßenbahn nur für längere Strecken benützt.

Körperliche Bewegung erhöht nicht nur die Fitneß und die Chancen für ein gesundes Alter, sondern sie ist auch ein geeignetes und natürliches Mittel, Streßzustände abzubauen oder zu vermeiden.

Aber wie es für die Erhaltung der körperlichen Fitneß eines regelmäßigen Bewegungstrainings bedarf, so müssen auch die psychosozialen Fähigkeiten trainiert werden, damit sie nicht verkümmern. Einmal vernachlässigte Fähigkeiten lassen sich mit zunehmendem Alter nicht mehr so leicht reaktivieren wie in der Jugend.

Die größte Bedrohung des seelisch-geistigen Wohlbefindens stellt wahrscheinlich die weitverbreitete Aufgabenlosigkeit des Menschen in der verwalteten Gesellschaft dar. Das wird besonders im Ruhestand deutlich. Ein Hobby genügt meistens nicht, um die Leere auszufüllen, die das Ausscheiden aus dem Berufsleben hinterläßt. Dazu braucht es *sinngebende Aufgaben,* zum Beispiel den Dienst am Mitmenschen oder an der Umwelt. Solche Aufgaben und Aktivitäten können den Beruf im Ruhestand ersetzen. Sie sind gleichsam ein »Beruf im Ruhestand« – allerdings ohne den Leistungsdruck der Erwerbstätigkeit. Sie trainieren nicht nur die geistigen und sozialen Fähigkeiten, sondern vermitteln darüber hinaus auch das Gefühl, gebraucht zu werden und von Nutzen zu sein. Im übrigen tragen sie dazu bei, das Gleichgewicht von Geben und Nehmen zwischen den Generationen wiederherzustellen.

Zur Erhaltung der seelisch-geistigen Gesundheit im Ruhestand und im Alter stehen heute dem einzelnen viele Möglichkeiten offen. Es ist jedoch nicht ausreichend, nur passiv Kultur und Unterhaltung zu konsumieren; Eigeninitiative und Aktivität gehören ebenfalls dazu.

Im folgenden sind einige dieser *vielfältigen Möglichkeiten* aufgezählt, mit denen Sie Ihre geistige Fitneß bis ins hohe Alter erhalten und trainieren können: Lesen, Diskutieren, die Auseinandersetzung mit dem Weltgeschehen (Medien), Reisen (Interesse an Land und Leuten), jegliche Vertiefung von Interessengebieten, die Absolvierung von Kursen (Sprachkurse, Volkshochschule, Seniorenuniversität usw.), die Teilnahme an kulturellen Veranstaltungen (Theater, Oper, Schauspiel, Kabarett) oder an Denkspielen (zum Beispiel Schach), Musikhören, Musizieren, Malen, politische Aktivität (in einer Partei, in der Gemeinde, bei Bürgerinitiativen), Photographieren oder kunsthandwerkliches Arbeiten jeder Art.

Ebenso wie der Körper will auch die Seele gepflegt sein. Maßnahmen, die das *seelische Gleichgewicht* stabilisieren oder – falls notwendig – wiederherstellen, sind: positives Denken (jede Situation hat auch ihre guten Seiten), autogenes Training, Meditation, die Auseinandersetzung mit religiösen Fragen, gemeinsame Unternehmungen mit dem Partner und beziehungsweise oder Freunden (Besuch von Theater- oder Zirkusvorstellungen, von Ausstellungen oder Sportveranstaltungen).

Andern mit einem kleinen Geschenk eine Freude zu bereiten oder sie einzuladen kann sich ebenfalls positiv auf Ihr Seelenleben auswirken. Auch körperliche und seelische Intimität üben einen positiven Einfluß auf das psychische Wohlbefinden aus. Schließlich kann auch das Erlebnis körperlicher Leistungsfähigkeit (beim Wandern, Joggen, Langlauf usw.) stabilisierende psychohygienische Auswirkungen zeitigen.

Neben der Aufgabenlosigkeit sind Einsamkeit und Alleinsein nicht selten zwei gefürchtete Begleiterscheinungen des Alters. Dabei liegt es wesentlich an uns selbst und unserer *Einstellung zum Mitmenschen,* ob wir Kontakt finden und pflegen oder nicht. Wer Interesse an seinen Mitmenschen zeigt, der stößt im allgemeinen auch auf Gegeninteresse und wird gewiß keine Kontaktschwierigkeiten haben und kaum in Isolation geraten.

Das wirkungsvollste Mittel gegen Einsamkeit ist ein breitgestreutes Feld von Kontakten und Bekanntschaften – über den Bereich der Arbeitskollegen hinaus – in allen Alters-, Interessen- und Bevölkerungsgruppen. Das ist deshalb so wichtig, weil wir mit dem Eintritt in den Ruhestand meist auch die alten Bekannten am Arbeitsplatz zurücklassen.

Fassen wir also zusammen: Der Begriff der Gesundheit umfaßt nicht nur das körperliche, sondern auch das seelisch-geistige und das soziale Wohlbefinden. Der Grad der *Harmonie zwischen Körper, Geist, Seele und Umwelt* bestimmt auch über den Grad der Gesundheit.

- Für das körperliche Wohlbefinden sind neben der selbstverständlichen Körperpflege eine ausgewogene Ernährung und ein ausreichendes Körpertraining unerläßlich.
- Für das seelisch-geistige Wohlbefinden sind eine positive Grundeinstellung ebenso wie echte Interessen und sinngebende Aufgaben ausschlaggebend. Im körperlichen wie im seelisch-geistigen Bereich ist neben Aktivität und Leistungsfähigkeit auch Entspannung entscheidend wichtig.
- Für sein soziales Wohlbefinden braucht der Mensch zwischenmenschliche Kontakte, die ihm das unverzichtbare Gefühl der Dazugehörigkeit, des Akzeptiert- und Respektiertwerdens vermitteln.

Ihr Hausarzt kann Ihnen dabei helfen, Risikofaktoren, die Ihre Gesundheit gefährden könnten, frühzeitig zu erkennen. Er kann Ihnen auch sagen, welche Verhaltensweisen Sie zur Erhaltung Ihrer Gesundheit im Ruhestand und im Alter ändern sollten. Es liegt jedoch einzig und allein an Ihnen, die entsprechenden Konsequenzen zu ziehen und sich von einigen Ihrer liebgewordenen Verhaltensweisen und Einstellungen zu trennen. Die *Verantwortung* dafür, wie Sie älter werden und wie Sie mit Ihrer Gesundheit umgehen, liegt in Ihren Händen. Diese Verantwortung kann Ihnen niemand abnehmen – kein Arzt, keine Pharmaindustrie und keine noch so gut ausgebaute staatliche Fürsorge!

Machen Sie sich nun unter Zuhilfenahme der in diesem Kapitel aufgezeigten Gesichtspunkte selbst einige Gedanken darüber, wie Sie in Ihrer Situation und mit den Ihnen zur Verfügung stehenden Möglichkeiten dazu beitragen können, Ihre Gesundheit, Ihr körperliches, seelisch-geistiges und soziales Wohlbefinden sowohl heute als auch später im Ruhestand und im Alter zu erhalten und zu fördern (siehe dazu Resümee 9, Seiten 69–71). Was können Sie tun, um Ihren individuellen Alterungsprozeß zu verzögern und sich auch noch im Alter körperlich, seelisch-geistig und sozial wohlzufühlen? Notieren Sie sich möglichst viele für Sie realistischerweise mögliche Aktivitäten zur Erhaltung Ihrer körperlichen und geistigen Fitneß. Überlegen Sie sich, wie Sie Ihre Ernährung gesundheitsbewußt gestalten können, ob Sie Ihre Einstellung zu Genußmitteln, Medikamenten und Drogen im Hinblick auf ein gesundes Älterwerden ändern müssen, welche Maßnahmen Sie zur Erhaltung und Pflege Ihrer zwischenmenschlichen Kontakte ergreifen sollten und welche Möglichkeiten der Psychohygiene (positives Denken, Entspannung, Meditation und Hinwendung zur Religion) für Sie in Frage kommen.

Gesund älter werden
Was muß ich dafür tun?

Körperliche Fitneß

Geistige Fitneß

Gesund älter werden
Was muß ich dafür tun?

Ernährung

Genußmittel,
Medikamente, Drogen

Gesund älter werden
Was muß ich dafür tun?

Zwischenmenschliche
Kontakte

Psychohygiene (Positives Denken, Entspannung
Meditation, Beschäftigung mit religiösen Fragen)

Falls es Ihnen Schwierigkeiten bereitet, auf Anhieb konkrete Maßnahmen zur Erhaltung von Gesundheit und Wohlbefinden im Alter zu nennen, so können Sie sich zunächst auch Rechenschaft darüber ablegen, was Sie tun und lassen müssen oder bereits tun oder unterlassen, um Ihre Gesundheit möglichst rasch und nachhaltig zu ruinieren, damit Sie dann schließlich im Alter tatsächlich dem gängigen Defizitmodell entsprechen. Daraus können Sie dann sehr schnell die richtigen Maßnahmen zur Erhaltung von Gesundheit und Wohlbefinden im Ruhestand und im Alter ableiten; Sie brauchen nur das Gegenteil dessen zu tun, was Sie bisher getan haben.

Gesundheit ist nicht nur im Hinblick auf den Ruhestand, sondern auch für Ihr heutiges Wohlbefinden von großer Bedeutung. Gesundheit ist die in jeder Lebensphase unabdingbare Voraussetzung für Ihr Wohlbefinden. Oder fühlen Sie sich etwa wohl, wenn Sie bei der kleinsten Anstrengung außer Atem geraten, wenn Ihr Gedächtnis Sie öfters im Stich läßt und wenn Ihre Mitmenschen Sie wegen Ihrer Kauzigkeit meiden oder Sie wegen Ihrer Figur belächeln?

KAPITEL 8

So ernähren Sie sich richtig

Falsche und übermäßige Ernährung kann gravierende gesundheitliche Folgen haben. Eine zu reichliche, fette oder süße Ernährung führt, besonders bei älteren Menschen, häufig zu Herz-Kreislauf-Erkrankungen, Bluthochdruck und Arteriosklerose, verbunden häufig mit der erhöhten Anfälligkeit für Herzinfarkte, sowie zu Diabetes. Ganz allgemein haben Übergewichtige eine geringere Lebenserwartung als schlanke Menschen, und sie unterliegen, vor allem im Alter, zudem einem überdurchschnittlich hohen allgemeinen Erkrankungsrisiko.

Die täglich benötige Energiezufuhr* eines Menschen läßt sich anhand von Tabellen nur schwer ermitteln. Wieviel Joules beziehungsweise Kalorien Sie wirklich benötigen, können Sie am einfachsten und sichersten an Ihrem Körpergewicht ablesen. Sind Sie übergewichtig, so war und ist Ihre Energiezufuhr zu hoch. Ihre Energiezufuhr muß in diesem

---

* Der Energiegehalt der Nahrung wird in Kilojoules (kJ) ausgedrückt. Die kJ ersetzen die alte Einheit Kilokalorien (kcal). 1 kcal = 4,186 kJ, 1 kJ = 0,239 kcal.

Fall durch eine Verringerung der Quantität und eine gleichzeitige Verbesserung der Qualität der Mahlzeiten dem wirklichen Bedarf Ihres Körpers angepaßt werden. Eine *regelmäßige Gewichtskontrolle* ist deshalb empfehlenswert.

Vergleichen Sie nun einmal Ihr gegenwärtiges Körpergewicht mit den Werten über das *Idealgewicht* (siehe Schaubild 8, Seite 75). Dieses Diagramm beruht auf dem Zahlenmaterial einer amerikanischen Lebensversicherungsgesellschaft. Erwachsene Menschen von fünfundzwanzig Jahren und darüber, deren Körpergewicht innerhalb des gerasterten Bereiches liegt, haben statistisch gesehen die größte Lebenserwartung.

Diese Idealgewichtsangaben sind jedoch neuerdings nicht mehr unumstritten. Es gibt wissenschaftliche Meinungen, die diese Werte in Frage stellen und auch ein Gewicht, das bis zu zwanzig Prozent über dem Idealgewicht liegt, als noch empfehlenswert akzeptieren. Werte allerdings, die mehr als zwanzig Prozent über dem mittleren Idealgewicht liegen, wie Sie es aus der folgenden Graphik herauslesen können, sollten auf keinen Fall überschritten werden.

Eine gesundheitsbewußte Ernährung ist gar nicht so schwierig, wie man zunächst glauben mag, und läßt sich eigentlich mit jedem Lebensstil vereinbaren. Dazu gilt es nur, einige wenige *Grundsätze* einzuhalten:

- Der Grundsatz »Von allem etwas, aber nie zuviel vom gleichen« beugt einem einseitigen Zuviel

Schaubild 8

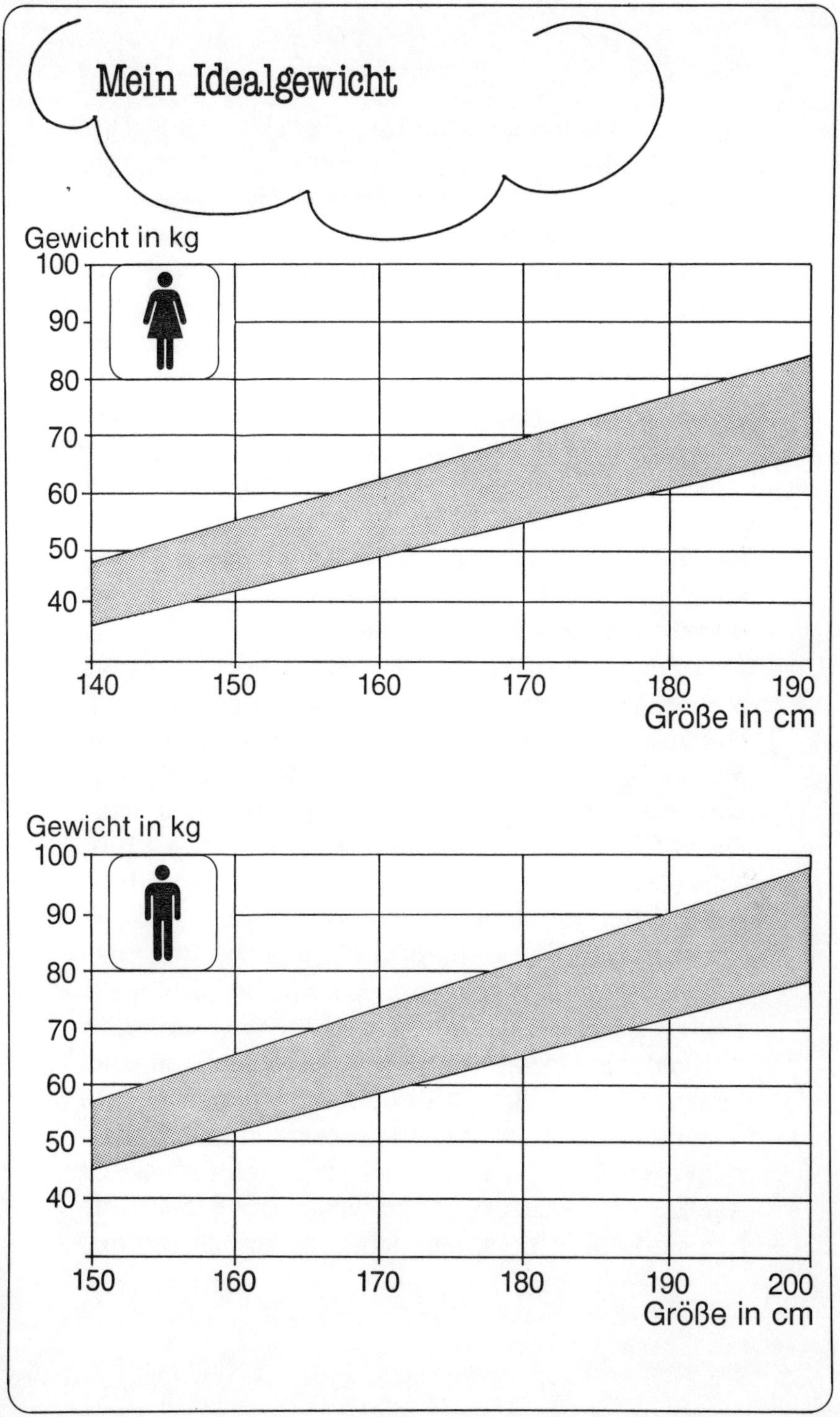
Mein Idealgewicht
Gewicht in kg
100
90
80
70
60
50
40
140
150
160
170
180
190
Größe in cm
Gewicht in kg
100
90
80
70
60
50
40
150
160
170
180
190
200
Größe in cm

oder Zuwenig am sichersten vor. Diese Regel gilt natürlich nur, wenn Sie keine anderweitigen ärztlichen Diätvorschriften einhalten müssen.

- Ein weiteres Prinzip lautet: Mehrere über den ganzen Tag verteilte Imbisse sind günstiger als nur zwei oder drei üppige Mahlzeiten; besonders beim Abendessen sollte man sich zurückhalten.
- Der dritte Grundsatz lautet: Alle Mahlzeiten sollten reich an Eiweißstoffen (Proteinen), Vitaminen und Mineralstoffen sein, jedoch nur wenig Kohlenhydrate, Fett und Alkohol enthalten.

Die wichtigsten Grundsätze einer gesunden Ernährung sind noch einmal stichwortartig in Schaubild 9 (Seite 77) zusammengefaßt.

Auf den Seiten 78 bis 84 finden Sie eine Zusammenstellung der wichtigsten Nahrungsmittel mit Hinweisen auf ihre Tauglichkeit für die *Gestaltung einer möglichst gesundheitsbewußten Ernährung.* Die Zusammenstellung zielt auf eine möglichst eiweiß-, vitamin- und mineralstoffreiche Kost hin.

Innerhalb der verschiedenen Nahrungsmittelgruppen sind solche mit einem hohen Gehalt an Eiweißstoffen, Vitaminen und Mineralstoffen positiv vermerkt. Sie stehen unter der Rubrik I = bevorzugen. Lebensmittel mit einem hohen Kohlenhydrat- oder Fettgehalt hingegen gelten als nicht empfehlenswert. Sie finden sie daher in der Kategorie III = meiden. Ein hoher Cholesteringehalt sowie – wegen seines relativ hohen Energiegehalts – auch Alkohol sind der Gesundheit gleichermaßen abträglich und daher nach Möglichkeit ebenfalls zu mei-

Schaubild 9

Ernährungstips

So ernähren Sie sich richtig!

1. Von allem etwas, aber nie zuviel vom gleichen

2. Knappe, gehaltvolle Kost, verteilt über mehrere kleinere Mahlzeiten

3. Viel Eiweiß, Vitamine und Mineralstoffe, wenig Kohlenhydrate, Fett und Alkohol

4. Körpergewicht regelmäßig überwachen, Übergewicht im Ansatz bekämpfen

Nahrungsmittelgruppe	I = bevorzugen	II = einschränken	III = meiden	Bemerkungen
Fleisch, Geflügel, Wild und Fische	Grilliertes Fleisch und Geflügel	Gebratenes Fleisch	Paniertes Fleisch	Fettarme Zubereitung wählen.
	Mageres Kalb- und Rindfleisch, gedünstet oder gekocht	Wild: Reh, Hirsch, Hase	Schweine- und Lamm-(Hammel-)fleisch, Speck, Schinken	Eiweißlieferant. Meist auch reich an Mineralstoffen und Vitaminen. Fettgehalt unterschiedlich. Innereien aller Tierarten weisen hohen Cholesteringehalt auf.
			Alle Wurstwaren	Wurstwaren sind reich an »versteckten« Fetten.
	Mageres Hühner-, Enten- und Truthahnfleisch		Gänse- und fettes Entenfleisch	
	Gekochte Fische Magere Fische: Hecht, Forelle, Barsch, Flunder, Heilbutt	Gebratene Fische	Panierte Fische (Stäbchen, Sticks), Fette Fische: Aal, Karpfen, Thunfisch, Räucherfisch und alle Fischkonserven	Fettarme Zubereitung: Magere Fische sind leicht verdaulich.

Nahrungsmittelgruppe	I = bevorzugen	II = einschränken	III = meiden	Bemerkungen
Getreideprodukte (Teigwaren, Brot)	Vollkornbrot	Weißbrot Teigwaren Reis, Mais, Grieß Frühstücksflocken	Alle Feingebäcke, Kekse, Kuchen, Biskuits, Konfekt, Salzstangen etc.	Getreideprodukte sind reich an Kohlenhydraten. Daneben enthalten sie auch Eiweiß, Mineralstoffe und Vitamine. Weißmehl (60%ige Ausmahlung) enthält fast nur noch Kohlenhydrate. Vollkornprodukte sind deshalb vorzuziehen.
Kartoffeln und Gemüse	Kartoffeln, in der Schale gekocht, Salzkartoffeln Alle Gemüse außer Hülsenfrüchte	Kartoffelsalat Erbsen, Linsen, weiße Bohnen	Pommes frites, Pommes chips, Bratkartoffeln	Die meisten Gemüse und Gemüseprodukte sind reich an Mineralstoffen und Vitaminen, besonders wenn sie als Rohkost genossen werden. Zudem enthalten sie Zellulose und andere unverdauliche Polysaccharide, die als Ballaststoffe die Verdauung regulieren.

Nahrungsmittelgruppe	I = bevorzugen	II = einschränken	III = meiden	Bemerkungen
Salate	Frische Salate ohne fetthaltige Dressings: Kopfsalat, Tomatensalat, Endiviensalat, Kressesalat, Gurkensalat etc.	Fleisch- und Käsesalate	Wurst- und Thunfischsalat	Fetthaltige Salatsoßen vermeiden.
Zucker und Süßigkeiten	Künstliche Süßstoffe (auf Saccharin- oder Süßstoffbasis)		Zucker	Raffinierter (weißer) Zucker ist reines Kohlenhydrat. Durch den konsequenten Verzicht auf Zucker und alle zuckergesüßten Produkte, durch die Verwendung von künstlichem Süßstoff und die Bevorzugung von süßstoffgesüßten Produkten können auf einfache Weise täglich viele Joules eingespart werden.
	Süßstoffgesüßte Konfitüren	Konfitüren mit Zucker	Brotaufstrich auf Nußbasis	
		Honig		
		Eiscreme		
			Schokolade, Pralinen, Bonbons, Marzipan, Torten, Gebäck, Pudding etc.	

Nahrungsmittelgruppe	I = bevorzugen	II = einschränken	III = meiden	Bemerkungen
Früchte und Nüsse	Rohes Obst: Äpfel, Birnen, Kirschen, Pflaumen, Mirabellen, Pfirsiche, Aprikosen, Heidelbeeren, Stachelbeeren, Brombeeren, Orangen (Apfelsinen), Grapefruits (Pampelmusen), Mandarinen, Preiselbeeren etc.		Alle getrockneten oder kandierten Früchte: getrocknete Bananen, Datteln, Feigen, Rosinen, Korinthen etc.	Die meisten Obstarten sind reich an Vitaminen und Mineralstoffen und enthalten verdauungsregulierende Ballaststoffe. Die Kohlenhydrate liegen meist in Form der leicht resorbierbaren Frucht- und Traubenzucker vor.
	Ungezuckerte oder künstliche gesüßte Obstsäfte und Kompotte	Gezuckerte Obstsäfte und Kompotte		
			Alle Nüsse: Erdnüsse, Haselnüsse, Paranüsse, Cashewnüsse, Mandeln, Baumnüsse, Eßkastanien (Maroni), Pinienkerne etc.	Nüsse enthalten viel Fett und sind deshalb joulereich.

Nahrungsmittelgruppe	I = bevorzugen	II = einschränken	III = meiden	Bemerkungen
Milch und Milchprodukte, Eier	Mager- und Buttermilch (Fettgehalt unter 0,5 %)	Entrahmte Milch (Fettgehalt 2,8 %)	Vollmilch (Fettgehalt 3,8 %) Kaffeerahm Schlagrahm (Sahne) Rahmquark	Milch- und Milchprodukte sind reich an hochwertigem Eiweiß, Mineralstoffen und Vitaminen. Fettgehalt unterschiedlich. Butter: Siehe unter Fette und Öle.
	Magerquark Joghurt (Natur- oder Diätjoghurt)			
	Viertelfettkäse (15 % Fett i. Tr.) Magerkäse (10 % Fett i. Tr. oder weniger)	Halbfettkäse (20 % Fett i. Tr.)	Doppelrahmkäse (60–70 % Fett i. Tr.) Rahmkäse (50 % Fett i. Tr.) Vollfettkäse (45 % Fett i. Tr.) Dreiviertelfett-Käse (30 % Fett i. Tr.)	i. Tr. = in der Trockenmasse.
		Eier		Hoher Cholesteringehalt im Eigelb. Vitaminreich.

Nahrungsmittelgruppe	I = bevorzugen	II = einschränken	III = meiden	Bemerkungen
Öle und Fette	Pflanzliche Öle und Fette mit hohem Gehalt an mehrfach ungesättigten Fettsäuren (MUF): Sonnenblumenöl, Weizenkeimöl, Erdnußöl, Sojaöl, Maiskeimöl, Rapsöl	Pflanzliche Öle und Fette mit hohem Gehalt an einfach ungesättigten Fettsäuren: Olivenöl	Pflanzliche Öle und Fette mit hohem Gehalt an gesättigten Fettsäuren: Kokosfett, tierische Öle und Fette mit hohem Gehalt an gesättigten Fettsäuren und Cholesterin: Rindertalg	Alle Öle und Fette sind joulereich. Achten Sie bei der Auswahl vor allem auf den hohen Gehalt an mehrfach ungesättigten Fettsäuren. Tierische Fette sind im Gegensatz zu pflanzlichen Fetten reich an Cholesterin.
	Diätmargarine (= joulearm mit hohem MUF-Gehalt)	Margarine	Butter	Bei pflanzlichen Ölen sollten Sie solche bevorzugen, die kaltgepreßt wurden.
Soßen, Suppen, Zutaten	Fettarme Fleischbrühe	Suppen	Fett- und mehlhaltige Soßen Mayonnaise Fetthaltige Dressings (Salatsoßen)	
	Gewürze	Kochsalz		

Nahrungsmittelgruppe	I = bevorzugen	II = einschränken	III = meiden	Bemerkungen
Getränke	Mineralwasser, naturrein Reine oder künstlich gesüßte Fruchtsäfte Gemüsesäfte	Alle zuckerhaltigen Getränke, Limonaden und Fruchtsäfte		
	Kaffee oder naturreiner Tee, ungezuckert oder mit Süßstoff	Getränke auf Kakao- oder Schokoladenbasis		
			Alle alkoholhaltigen Getränke: Bier, Wein, Sekt, Kognak, Whisky, Likör etc.	1 Gramm Alkohol enthält 7 kJ.

den. Andere Nahrungsmittel sind zumindest nur sehr maßvoll zu konsumieren. Diese finden Sie in der Kategorie II = einschränken.

Es versteht sich von selbst, daß Übergewichtige, die für ihre Linie und ihre Gesundheit etwas tun wollen, Nahrungsmittel, die in der Kategorie III erfaßt sind, strikt meiden sollten.

Mit Hilfe der vorstehenden Bewertungstabellen können Sie nun einige Ihrer üblichen Hauptmahlzeiten analysieren.

Gehen Sie dabei folgendermaßen vor: Zuerst notieren Sie sich auf einem Blatt Papier einige für Sie *typische Menüs* mit Vorspeise, Hauptspeise, Dessert und den dazu üblichen Getränken. Schauen Sie dann in den vorstehenden Bewertungstabellen nach, unter welcher Rubrik die einzelnen der von Ihnen bevorzugten Lebensmittel aufscheinen. Tragen Sie anschließend diese Lebensmittel in Resümee 10 (Seiten 86 und 87) bei »Vorspeise«, »Hauptspeise«, »Dessert« und »Getränke« unter »Bevorzugen«, »Einschränken« oder »Meiden« ein. Auf diese Weise können Sie rasch feststellen, wie zuträglich Ihre Ernährung für Ihre Gesundheit ist.

Möglicherweise enthalten Ihre Mahlzeiten zu viele Komponenten aus der Kategorie »Meiden«. Gemeinhin ist die Auffassung verbreitet, daß bei einer gesunden Ernährung der Genuß zu kurz kommt. Aber probieren Sie es doch einmal aus: Resümee 11 (Seite 88) bietet Ihnen Raum, mit Hilfe der vorstehenden Bewertungstabellen verschiedene *Ideal-*

Analyse einer Hauptmahlzeit

VORSPEISE:

Bevorzugen: ______________________

____

____

Einschränken: ______________________

____

____

Meiden: ______________________

____

____

HAUPTSPEISE:

Bevorzugen: ______________________

____

____

Einschränken: ______________________

____

____

Meiden: ______________________

____

____

Analyse einer Hauptmahlzeit

DESSERT:

Bevorzugen:

Einschränken:

Meiden:

GETRÄNKE:

Bevorzugen:

Einschränken:

Meiden:

Idealmenüs und mein Lieblingsmenü

VORSPEISEN

1. Menü	2. Menü	3. Lieblingsmenü

HAUPTSPEISEN

DESSERTS

menüs zu kreieren, die in erster Linie Komponenten der Kategorie »Bevorzugen« und nur wenige oder keine Bestandteile mit dem Prädikat »Meiden« enthalten.

Achten Sie aber bei der Zusammenstellung darauf, daß Sie nur solche Speisen auswählen, die Sie auch wirklich gerne essen. Eines dieser Menüs könnte sogar Ihr neues *Lieblingsmenü* werden. Wenn Sie nach dieser Methode vorgehen, werden Sie sehen, wie abwechslungsreich, schmackhaft und auch preisgünstig eine gesundheitsbewußte Ernährung sein kann und wie gut sie sich auch im Alltag realisieren läßt.

Fassen wir noch einmal kurz zusammen:

- Essen Sie maßvoll und abwechslungsreich.
- Verteilen Sie Ihren Tagesbedarf auf mehrere kleine Mahlzeiten.
- Essen Sie fett- und kohlenhydratarm, aber eiweiß-, vitamin- und mineralstoffreich.
- Meiden Sie tunlichst Genußmittel (Alkohol und Nikotin) und Medikamente (soweit diese nicht ärztlicherseits verordnet sind).
- Essen Sie langsam und mit Genuß.
- Überprüfen Sie Ihr Körpergewicht regelmäßig und bekämpfen Sie Übergewicht bereits im Ansatz.

Klar muß sein, daß die vorstehenden Bewertungstabellen für alle die Menschen interessant sind, die sich gesundheitsbewußt ernähren *und* gegen ihr Übergewicht ankämpfen wollen. Gertenschlanke oder »spindeldürre« ältere Menschen können ohne weiteres zum Beispiel Linsen oder andere Hülsenfrüchte, Nüsse oder auch Sardinen und Leber essen. Diese Nahrungsmittel enthalten neben anderen wertvollen Nährstoffen die so wichtige Nukleinsäure, »Hirnnahrung« ersten Ranges.

KAPITEL 9

Körperliche Fitneß – Voraussetzung für Ihre Unabhängigkeit im Alter

Gesundheit garantiert Ihnen auch in fortgeschrittenem Alter, daß Sie unabhängig und selbständig leben können und nicht auf die Hilfe anderer angewiesen sind. Allerdings ist der Gesundheit in der Lebensmitte nichts abträglicher als Bequemlichkeit, mangelnde körperliche Aktivität und Trägheit. Wer diesen Schwächen einmal erlegen ist, wird sie nur mit großer Mühe wieder los.

Wer sich hingegen schon frühzeitig daran gewöhnt hat, viel Bewegung zu machen, hat gute Chancen, gesund zu bleiben oder es wieder zu werden. Auch der Alltag bietet schon viele Möglichkeiten, sich Bewegung zu verschaffen, ohne daß Sie dabei eine einzige Turnübung zu absolvieren bräuchten: Meiden Sie einfach möglichst alle Lifte und gehen Sie so viel wie möglich zu Fuß. *Mehr Bewegung im Alltag* ist der erste Schritt zu einem gesundheitlichen Allgemeinbefinden, das auch in höherem Alter noch eine selbständige und unabhängige Lebensführung ohne fremde Hilfe erlaubt.

Suchen Sie daher verstärkt nach Möglichkeiten, wie Sie sich in Ihrem Alltag körperliche Bewegung verschaffen können. Notieren Sie sich dazu in Resümee 12 (Seite 93) sämtliche körperlichen Aktivitäten, die Ihnen in diesem Zusammenhang einfallen, und fangen Sie am besten gleich heute mit Ihrem neuen »Fitneßtraining im Alltag« an.

Wer jedoch für die späteren Jahre zusätzlich noch einige Leistungsreserven zulegen will, muß sich schon etwas systematischer sportlich betätigen. Dazu bedarf es eines regelmäßigen Trainings, das vor allem die Dauerleistungsfähigkeit steigert und das Herz-Kreislauf-System und die Atmungsorgane anregt. Für ein solches Training eignen sich alle *Dauerleistungssportarten* wie Laufen, Schwimmen oder Radfahren, die zudem auch nur ein Minimum an Ausrüstung, Technik und somit auch an Kosten erheischen und praktisch von jedermann durchgeführt werden können.

Damit Sie auch selbst kontrollieren können, ob Sie ausreichend trainieren, haben Sportärzte einige nachprüfbare Kriterien festgelegt: Für ein wirksames *Kreislauftraining* sollte die Herzfrequenz (Puls) während eines bestimmten Zeitraums 180 Schläge pro Minute abzüglich Lebensalter in Jahren erreichen.

Ein Fünfzigjähriger sollte also beim Training eine Pulsfrequenz von 180 minus 50 gleich 130 Schlägen pro Minute erreichen, und zwar für mindestens zehn Minuten täglich oder zwanzig Minuten alle

Vorschläge für mehr Bewegung im Alltag

zwei Tage oder zweimal pro Woche eine halbe Stunde. Diese Trainingszeit gilt für alle Alterskategorien.

Erstellen Sie in dem folgenden Resümee 13 (Seite 95) eine Liste von sportlichen Aktivitäten, die Sie bereits ausüben oder die Sie gerne als zusätzliches *Bewegungstraining* durchführen möchten. Bleiben Sie bei der Auswahl der Sportarten realistisch in bezug auf die Durchführbarkeit unter den für Sie maßgebenden Möglichkeiten in gesundheitlicher, finanzieller, zeit- und ortsbedingter Hinsicht. Es ist sinnlos, wenn Sie sich »Schwimmen« notieren, aber in Ihrer Nähe gar keine Gelegenheit zur Ausübung dieser Sportart besteht.

Sport bedeutet im übrigen auch Spiel und Spaß. Die gewählten Sportarten sollten Ihnen deshalb auch Spaß und Vergnügen bereiten. Vielleicht probieren Sie zunächst einmal ein paar Sportarten aus, von denen Sie glauben, daß sie Ihnen Spaß bereiten könnten. Viele Sportarten, zu deren Ausübung (wie etwa beim Tennis) eine bestimmte Technik erlernt werden muß, bereiten jedoch erst Freude, wenn man ihre Grundregeln beherrscht.

Sportliche Aktivitäten können die Dauerleistungsfähigkeit, die Beweglichkeit, die Muskelkraft oder eine Kombination dieser drei Elemente fördern. Sportarten wie Laufen, Schwimmen, Radfahren, Squash usw. steigern die Dauerleistungsfähigkeit, denn sie verlangen viel Ausdauer. Ballett und Gymnastik wiederum fördern eher die Beweglichkeit, wogegen Sportarten wie Gewichtheben und

Vorschläge für sportliche Aktivitäten

Sportart	Fitneß-punkte

Bodybuilding vor allem auf eine Steigerung der Muskelkraft hinzielen.

Untersuchen Sie selbst, ob die von Ihnen gewählten Sportarten vor allem die Dauerleistungsfähigkeit, die Beweglichkeit, die Muskelkraft oder eine Kombination dieser drei Möglichkeiten trainieren. Für das Training der Beweglichkeit beziehungsweise der Muskelkraft können Sie der betreffenden Sportart je einen *Fitneßpunkt* geben. Für das Training der Dauerleistungsfähigkeit (Herz, Kreislauf und Atmung) können Sie der betreffenden Sportart drei Punkte zuweisen. Die Sportart mit den meisten Punkten bringt Ihnen den größten Fitneßzugewinn (siehe dazu die Rubrik »Fitneßpunkte« Resümee 13, Seite 95).

Nachdem Sie sich nun eine Reihe von sportlichen Aktivitäten vor Augen geführt haben, sollten Sie sich für eine oder mehrere dieser Möglichkeiten entscheiden. Ihr Vorsatz sollte jedoch realistisch sein und von Ihnen auch wirklich eingehalten werden können. Nur ein *regelmäßiges Bewegungstraining* bringt auch die erhofften positiven Auswirkungen. Einmalige Kraftakte nützen wenig und können für untrainierte Menschen sogar schädliche Folgen haben.

Denken Sie auch daran, daß Sie im Alter im körperlichen Bereich gewisse Einschränkungen werden hinnehmen müssen und auch keine Höchstleistungen mehr erbringen können. Erinnern Sie sich noch an das im Zusammenhang mit dem Persönlichkeitsprofil Gesagte? Wie Sie den dortigen Ausführungen entnehmen konnten, ist es unangebracht, den körperlichen Interessen im Ruhestand eine übertriebene Bedeutung beizumessen. Bewegung und sportliche Aktivitäten im Sinne eines *Erhaltungstrainings* sind aber dennoch unbedingt empfehlenswert und notwendig.

Wenn Sie schon lange nicht mehr regelmäßig Sport getrieben haben und nicht genau wissen, wieviel Sie sich körperlich zumuten dürfen, so konsultieren Sie bitte Ihren Hausarzt, bevor Sie mit Ihren sportlichen Aktivitäten beginnen. Übertreiben Sie beim Training jedoch auf keinen Fall und bauen Sie Ihre Fitneß langsam, aber kontinuierlich auf. Nur so können Sie mögliche unangenehme Folgen vermeiden.

Und nochmals: Sport bedeutet auch Spaß. Und Spaß sollte Ihnen Ihr Körpertraining auf jeden Fall machen, schließlich dient es ja der Erhaltung Ihrer Gesundheit.

KAPITEL 10

Kontakt zu anderen Menschen erhält jung

Einsamkeit und Alleinsein gehören zu den bedrükkendsten Erfahrungen mancher älterer Menschen. Da mit dem Eintritt in den Ruhestand erfahrungsgemäß auch die meisten alten Bekanntschaften am Arbeitsplatz zurückgelassen werden, sollten Sie bereits im Erwerbsleben *Kontakte über den Kreis der Arbeitskollegen hinaus* zu allen Altersgruppen, Interessengemeinschaften und Bevölkerungsschichten suchen, um einer späteren Isolierung vorzubeugen.

Die Fähigkeit, Kontakte und Beziehungen zu schaffen, ist erlernbar. Sie kann im Laufe der Zeit jedoch auch verkümmern, wenn sie nicht geübt und angewandt wird. Falls Kontaktschwierigkeiten bestehen, sollten Sie möglichst bald etwas dagegen unternehmen, da es mit zunehmendem Alter immer schwieriger wird, solche Probleme zu überwinden.

Es liegt ganz bei Ihnen, ob Sie zu Ihren Mitmenschen Kontakt finden oder nicht. Die persönliche Einstellung und das Verhalten gegenüber dem Mitmenschen entscheiden darüber, ob ein Dialog zustande kommt und wechselseitiges Interesse sich einstellt oder nicht. Eine sehr *erfolgversprechende Methode,* sich Kontakte zu schaffen und zu erhalten, ist das aktive Zuhören, das Eingehen auf den Mitmenschen und seine Anliegen. Wer Interesse an anderen Menschen zeigt und ihnen offen gegenübertritt, wird kaum Probleme haben, Kontakte und Beziehungen zu schaffen und zu erhalten. Aktives Zuhören heißt, auf den Partner und dessen Anliegen eingehen.

Wenn Sie einen neuen Kontakt knüpfen wollen, so müssen Sie die Initiative ergreifen und offen auf den betreffenden Menschen zugehen. Wenn Sie sich mißmutig und in ablehnender Haltung in sich zurückziehen, so können Sie kaum erwarten, daß andere Menschen Ihre Gesellschaft suchen und mit Ihnen Kontakt knüpfen möchten.

Überlegen Sie sich nun einmal, welche Verhaltensweisen Ihnen bei der *Anknüpfung von Kontakten* bisher besonders nützlich gewesen sind beziehungsweise dies in Zukunft sein könnten. Notieren Sie sich solche Verhaltensweisen in Resümee 14 (Seite 101). Vergleichen Sie anschließend Ihr alltägliches Sozialverhalten mit dem von Ihnen selbst für richtig befundenen Auftreten.

Nachdem Sie sich nun ein Verhaltensrepertoire notiert haben, mit dessen Hilfe es Ihnen leichtfallen sollte, über Ihren jetzigen Bekannten- und Freundeskreis hinaus Kontakte zu knüpfen und Beziehungen zu schaffen (wie?), sollten Sie sich nun auch gleich überlegen, bei welchen Gelegenheiten –

So kann ich Kontakte knüpfen und Beziehungen schaffen

Wie?

Wo?

im Verein, im Kaffeehaus, auf der Urlaubsreise usw.
– sich Ihnen persönlich Möglichkeiten bieten, Bekanntschaften und Freundschaften zu schließen (wo?).

Natürlich müssen Sie nicht gleich alle Ihre Vorschläge in die Tat umsetzen, dies besonders dann nicht, wenn Sie bereits einen weiten Bekannten- und Freundeskreis besitzen. Sie wissen aber nun im Bedarfsfall, auf welche Weise und bei welchen Gelegenheiten Sie auf einfache Weise Kontakte knüpfen und Beziehungen schaffen können. Probieren Sie es doch einmal aus!

KAPITEL 11

Der richtige Umgang mit Konflikten

Zwischenmenschliche Beziehungen bleiben leider nicht immer ungetrübt. Sie bringen mitunter auch Konflikte mit sich. Konflikte können sich offen in Form verbaler oder körperlicher Aggressivität (Streit) oder verdeckt in Form psychischer und auch psychosomatischer Beschwerden (Unwohlsein, Arbeitsstörungen usw.) äußern. Für jeden Konflikt gibt es einen Auslöser, einen – häufig nur geringfügigen – Anlaß, der vielfach in keinem einsehbaren Verhältnis zur gezeigten Reaktion steht, der jedoch trotzdem den Konflikt zum Ausbruch bringt.

Ob und wann ein offener Konflikt ausbricht, hängt von der *Konfliktbereitschaft* der direkt oder indirekt daran Beteiligten ab. In Streßsituationen ist die Konfliktbereitschaft im allgemeinen größer als in einer entspannten Atmosphäre.

Ohne eine *rationale Auseinandersetzung* mit den häufig verdeckten Konflikthintergründen und eine Entschärfung der Gegensätze und Spannungen, zum Beispiel durch einen Kompromiß oder das Akzeptieren des anderen Standpunktes, wird es immer wieder zu neuen Konflikten kommen. Auch bloßes emotionales Abreagieren steigert nur die bestehenden Spannungen und bildet somit die Basis für weitere Konflikte.

Werden wichtige oder lange schwelende Konflikte verdrängt, so können seelische oder psychosomatische Krankheitserscheinungen die Folge sein. Aus diesem Grund ist eine Verarbeitung oder, klarer, eine Bewältigung solcher Konflikte sinnvoll.

Harmlose Konflikte von nur geringer Dauer und Tragweite werden in der Regel ohne jeden Schaden verdrängt – ein Prozeß, der glücklicherweise unbewußt abläuft. Die Verarbeitung aller unserer Konflikte im Sinne einer bewußten Bewältigung wäre eine sehr zeitraubende Aufgabe, die in keinem Verhältnis zum Nutzen stände.

Vielfach kommt es auch zu Konflikten, wenn die daran beteiligten Parteien jeweils unabänderliche Lösungsvorschläge auf den Tisch legen, die für die andere Seite auf keinen Fall akzeptabel sind. Ein Konflikt ist dann unausweichlich. Eine *bewährte Methode der Konfliktvermeidung* besteht in solchen Situationen darin, nicht die beiderseits festgeschriebenen Standpunkte zu diskutieren, sondern die jeweiligen Motive der Beteiligten offenzulegen. Wenn man nach dieser Methode vorgeht, so lassen sich in der Folge gemeinsam alternative Lösungsmöglichkeiten erarbeiten, die den Interessen beider Seiten weitgehend Rechnung tragen. So gehen beide Parteien als Gewinner aus dem Konflikt hervor. Im übrigen verhindert diese Vorgehensweise das Auftreten von Folgekonflikten, wie dies bei

Gewinner-Verlierer-Situationen ansonsten zwangsläufig der Fall ist.

Ich möchte Ihnen diese Methode einmal anhand eines allerdings vereinfachten Beispiels illustrieren: Die Frau ruft ihren Mann im Geschäft an und sagt, sie würde am Abend gerne mit ihm auswärts essen gehen. Der Mann, ein eher häuslicher Typ, möchte aber den Abend lieber zu Hause verbringen, da er sich dort wohler fühlt. Und schon steht ein Konflikt im Raum. Setzt der Mann sich durch, so ist seine Frau die Verliererin. Kann jedoch die Frau ihren Mann überreden, so ist der Mann der Verlierer.

Wenn wir uns nun aber die Bedürfnisse, die den beiden entgegengesetzten Wünschen zugrunde liegen, einmal näher ansehen, so bietet sich eine ganze Reihe alternativer Lösungsmöglichkeiten an, die beiden Partnern weitgehend gerecht werden. Die Frau hat einen anstrengenden Tag hinter sich: sie hat sämtliche Fenster geputzt und die Vorhänge gewaschen. Daher ist sie müde und möchte nicht mehr selbst das Abendessen zubereiten. Der Mann, der tagsüber immer sehr korrekt gekleidet sein muß, ist froh, wenn er abends seine Freizeitkleidung anziehen kann, und mag deshalb nicht in ein nobles Restaurant gehen, sondern möchte lieber zu Hause bleiben.

Unter den gegebenen Bedingungen gibt es nun tatsächlich *verschiedene Lösungsvarianten:* Wenn der Mann gerne kocht, dann könnte er an diesem Tag beispielsweise das Nachtessen selbst zubereiten und auf diese Weise seine Frau entlasten. Er könnte aber auch einen Partyservice anrufen und sich das

Abendbrot nach Hause liefern lassen. Sicherlich gäbe es noch weitere für beide Seiten akzeptable Lösungen, deren Ausbreitung jedoch an dieser Stelle zu weit führen würde.

Überlegen Sie nun, wie Sie selbst in Konfliktsituationen reagieren. Im folgenden (Resümee 15, Seiten 107f.) sind einige für Konfliktsituationen typische Reaktionen skizziert. Notieren Sie sich zu jedem Punkt möglichst eine Situation aus Ihrer eigenen Erfahrung, in der Sie entsprechend reagiert haben.

Fragen Sie sich dann, ob diese Reaktion der Situation angemessen war oder ob eine andere Verhaltens- oder Handlungsweise nicht sinnvoller und erfolgversprechender gewesen wäre, zum Beispiel die Suche nach einem Kompromiß und die gemeinsame Erarbeitung einer *beiderseits akzeptablen Lösung.* Spielen Sie diese Möglichkeiten für die betreffenden Ereignisse einmal in Gedanken durch, kennzeichnen Sie mit einigen wenigen Schlagwörtern eine Situation, in der Sie wie angegeben reagiert haben, und notieren Sie dann, wie Sie auch anders – besser – hätten reagieren können.

Spielen Sie nun einmal in Gedanken die verschiedenen *Möglichkeiten Ihres Verhaltens* in Fällen zwischenmenschlicher Konflikte, besonders hinsichtlich ihrer denkbaren Auswirkungen, durch. Wie verhalten Sie sich beispielsweise, wenn Sie im Restaurant schlecht bedient werden, wenn Sie unter sexuellen Schwierigkeiten mit Ihrem Lebenspartner leiden, wenn Ihr Wohnungsnachbar Ihre Nachtruhe stört oder wenn Sie auf der Autobahn

So reagierte ich – so hätte ich besser reagieren können

Reaktion:	Bessere Lösung:
1. Beschimpfung des Partners:	
2. Lautes Fluchen:	
3. Flucht aus der Konfliktsituation:	
4. Stilles Erdulden des Konflikts:	

So reagierte ich – so hätte ich besser reagieren können

Reaktion:	Bessere Lösung:
5. Hinunterschlucken des Ärgers:	
6. Klagen gegenüber Unbeteiligten:	
7. Auslassen der Aggressionen an unbeteiligten Dritten, Tieren, Pflanzen oder Gegenständen:	

von einem Rowdy mit überhöhter Geschwindigkeit rechts überholt werden?

Wenn Sie in solchen Situationen bisher meistens aggressiv reagiert beziehungsweise sich geärgert haben, so sollten Sie vielleicht Ausschau nach anderen Verhaltensmöglichkeiten halten, die weniger zu Lasten Ihres seelischen Wohlbefindens gehen. Gerade im Alter sollte man inzwischen die notwendige *Großzügigkeit und Toleranz* erworben haben, um in Konfliktsituationen souverän zu handeln, um so den eigenen wie auch den Seelenfrieden der Mitmenschen nicht unnötig zu belasten.

KAPITEL 12

Die Sexualität des älteren Menschen

Der letzte Aspekt zwischenmenschlicher Beziehungen, der hier im Rahmen der Vorbereitung auf den Ruhestand besprochen werden soll, ist die Sexualität. Sexualität ist ein Thema, das insbesondere von älteren Menschen und Betagten stark tabuisiert wird. Zur dritten Lebensphase aber gehören durchaus auch ein gesundes Sexualbewußtsein und ein normales *Sexualverhalten ohne Schuldgefühle und Komplexe.* Die älteren Menschen im allgemeinen zugeschriebene »Geschlechtslosigkeit« existiert im Grunde genommen gar nicht und basiert nur auf falschen Vorstellungen und Vorurteilen auf seiten der Gesellschaft.

Für viele Menschen verbindet sich das Älterwerden nur mit negativen Erscheinungen wie Gebrechlichkeit, Eigensinn, Verbitterung und Zerfall. Und in diesem Licht wird meistens auch die Sexualität des älteren Menschen betrachtet. Das hat zur Folge, daß viele Betagte, besonders ältere Frauen, die Sexualität aus ihrem Leben verdrängen. Sexuelle

Beziehungen zwischen älteren Menschen gelten allgemein als unschicklich, peinlich oder gar lächerlich. Diese Einstellung ist ganz wesentlich eine Folge der Sexualmoral, die um die Jahrhundertwende herum herrschte.

Das Lebensalter spielt für die Sexualität nur eine untergeordnete Rolle. Die Tatsache der verbreiteten negativen Einstellung gegenüber der Sexualität seitens des älteren Menschen beweist aber auch, daß der Wunsch nach sexueller Betätigung im allgemeinen auch in fortgeschrittenem Alter nach wie vor existent ist. Dies kann sich in Phantasien oder Träumen äußern, in einem Interesse an Sexfilmen oder gar Pornographie, aber auch in sexuellen Beziehungen.

Neuere Untersuchungen haben gezeigt, daß sich mit fortschreitendem Alter die sexuelle Erregbarkeit und Reaktionsfähigkeit beim Mann und bei der Frau gleichermaßen bis zu einem gewissen Grad verzögern und abschwächen. Dieser Umstand fordert von beiden Partnern ein hohes Maß an *Einfühlungsvermögen.* Entscheidend ist, daß beide Partner diese alterungsbedingten Veränderungen ihrer Sexualreaktion bewußt akzeptieren. Eine abgeschwächte und verzögerte Reaktion kann sonst leicht als Potenzstörung oder Frigidität verkannt werden, was in der Folge nicht selten zu einem definitiven Versagen beim Geschlechtsverkehr führt.

Während man früher glaubte, die Impotenz des Mannes sei eine natürliche Folge des Alterungsprozesses, die früher oder später zwangsläufig eintritt, so wissen wir heute, daß der Impotenz meist seelische Ursachen zugrunde liegen. Die wichtigste dieser Ursachen ist die Angst, sexuell zu versagen. Das gilt besonders nach einer längeren Unterbrechung der sexuellen Aktivität, etwa nach dem Verlust der Partnerin. Wenn ältere Frauen unter sexuellen Störungen leiden, dann in der Regel wegen des Gefühls, körperlich nicht mehr attraktiv zu sein.

Das bis hierher Gesagte deutet schon auf den elementaren Zusammenhang zwischen der *Selbsteinschätzung* und der Beurteilung der eigenen Geschlechtsrolle hin: Eine überwiegend negative Selbsteinschätzung hat zur Folge, daß das betroffene Individuum sich selbst als nicht liebenswert erlebt und sein Liebesbedürfnis als abwegig, sinnlos oder gar als sündhaft empfindet. Infolge der Summierung negativer Lebenserfahrungen und in dem Maße, wie sich der einzelne der Abnahme der eigenen körperlichen und geistigen Leistungsfähigkeit bewußt wird, verschlechtert sich mit zunehmendem Alter bei vielen Menschen die Selbsteinschätzung. Bei älteren Frauen wird diese negative Selbsteinschätzung durch die Abnahme der körperlichen Attraktivität noch verstärkt. Hinzu kommen noch die heute gültigen Wertvorstellungen der Gesellschaft, deren Ideal von Jugendlichkeit und Schönheit ältere Menschen nicht mehr entsprechen können.

Wenn ältere Menschen ein *aktives Sexualleben* pflegen, so ist das weder besser noch schlechter als bei den Jüngeren, denn sexuelle Bedürfnisse als solche sind weder gut noch schlecht, sondern ein normaler Ausdruck menschlicher Lebenskraft und Vitalität. Auch ältere Menschen haben ein Anrecht darauf, daß die Gesellschaft ihre sexuellen Wünsche und Aktivitäten respektiert und ernst nimmt.

Bei Betagten ist die Sexualität allerdings kaum mehr bloß auf den Geschlechtsverkehr fixiert, auch wenn bis ins hohe Alter hinein sexuelle Beziehungen bestehen und als befriedigend empfunden werden können. Für ältere Menschen eröffnen sich statt dessen andere Dimensionen der Sexualität, die oft subtiler und von größerer geistiger Tiefe sind; denn natürlich ist Sexualität mehr als die Summe der Verhaltensweisen, deren Ziel die Fortpflanzung zur Erhaltung der Art ist.

Die menschliche Sexualität hat eine starke *seelisch-geistige Komponente,* die mit zunehmendem Alter an Bedeutung gewinnt. Diese Verschiebung entspricht nur der allgemeinen Verlagerung vom Körperlichen zum Seelisch-Geistigen beim älter werdenden Menschen. Sexualität ist nämlich ganz wesentlich auch eine Form der Kommunikation. In diesem Sinn gibt es keinen Grund dafür, weshalb sexuelle Aktivitäten nur auf die fruchtbare Phase des Lebens beschränkt bleiben sollten.

KAPITEL 13

Auf Aktivität, Interesse und Engagement kommt es an

Wer ein ganzes Leben lang in erster Linie Pflichten zu erfüllen hatte, dem sei am Ende des Arbeitslebens seine wohlverdiente Ruhe gegönnt. Aber jeder Stillstand bedeutet eben auch Rückschritt. Wer rastet, der rostet! Alle Fähigkeiten und Fertigkeiten, die nicht mehr eingesetzt werden, verkümmern sehr bald, besonders in schon fortgeschrittenem Alter. Wie für die körperliche Leistungsfähigkeit ein regelmäßiges, adäquates Training unerläßlich ist, so bedarf auch das seelisch-geistige und soziale Wohlbefinden einer stetigen und sorgfältigen Pflege.

Wissenschaftliche Untersuchungen haben den Beweis dafür erbracht, daß das psychosoziale Wohlbefinden eines Menschen im höheren Alter maßgeblich vom Grad seiner geistigen und sozialen Aktivität abhängt. Eine weitere Bedingung für dieses Wohlbefinden ist das Gefühl, noch gebraucht zu werden.

Das größte Problem älterer Menschen scheint heutzutage die *Aufgabenlosigkeit* zu sein. Beschäftigungstherapeutische Maßnahmen und die vielberühmten Hobbys taugen in der Praxis erfahrungsgemäß nur wenig, um in dieser Hinsicht ein Gegengewicht zu bilden. Ein Mensch, der im Berufsleben wichtige Aufgaben, Kompetenzen und Verantwortungen übernommen hatte, wird sein Leben im Ruhestand wohl kaum plötzlich mit Hilfe einer Briefmarkensammlung und der Erledigung von Einkäufen ausfüllen können.

Lebensqualität hängt auch in einem fortgeschrittenen Alter ganz wesentlich von Aktivität, einem hohen Grad an Anpassungsfähigkeit und der Bereitschaft ab, sich mit der gegebenen Lebenssituation aktiv auseinanderzusetzen. Aktivität, Anpassungsfähigkeit und die Bereitschaft zur Auseinandersetzung mit den Fragen der Gegenwart sind Voraussetzung eines anregenden, interessanten und im zwischenmenschlichen Bereich erfüllten Lebens im Ruhestand. Eine solche Lebensweise trainiert ihrerseits wiederum die geistigen und sozialen Fähigkeiten, die auf diese Weise erhalten bleiben oder sogar gesteigert werden können. Ein in den verschiedensten Lebensbereichen aktiver und initiativer älterer Mensch kann in mancherlei Hinsicht sogar noch neue Erfahrungen sammeln. Er lernt auch, sein Verhalten aufgrund neuer Erfahrungen immer wieder zu verändern und auf diese Weise flexibel zu bleiben.

In unserer heutigen schnellebigen Zeit ist dieses lebenslange Lernen geradezu eine existentielle Notwendigkeit geworden. Wer seine Fähigkeiten nicht ständig neuen Anforderungen aussetzt, büßt sie rasch ein und kann sie sich nur mühsam wieder antrainieren. Der ältere Mensch unterliegt daher in relativ hohem Maße der Gefahr einer *psychischen Erstarrung,* das heißt einer Verhärtung seiner Denk- und Fühlgewohnheiten. Der amerikanische Anthropologe Ashley Montague bezeichnete diese Erscheinung in Anlehnung an den Begriff Arteriosklerose als »Psychosklerose«, eine Verhärtung der Seele und des Geistes.

Wohl gibt es heute vielerorts ein umfangreiches Angebot an Unterhaltungs-, Kontakt- und Bildungsmöglichkeiten für Pensionierte und Betagte. Doch ein weitgehend passives Konsumieren von Kultur und Unterhaltung kann kaum das Bedürfnis nach einer Aktivität ersetzen, die auf den eigenen Fähigkeiten und Fertigkeiten beruht. Leider fehlt es jedoch noch an Angeboten anspruchsvoller Tätigkeiten für pensionierte, aber unternehmungslustige Kaderleute und Führungskräfte, die sich auch im Ruhestand nicht mit Hundespaziergängen und Handlangerdiensten zufriedengeben wollen.

Auf diesem Sektor bieten sich gerade für ältere Menschen unbegrenzte Möglichkeiten, durch *Initiative und Unternehmungsgeist* sich selbst und ihren Altersgenossen, zum Beispiel auf lokalpolitischer und sozialer Ebene, neue Tätigkeitsfelder zu erschließen.

Zu Ihrer Anregung möchte ich Ihnen im folgenden eine ungeordnete Liste möglicher Aktivitäten anbieten:

Körperliche Aktivitäten:

- Gymnastik jeder Art, auch etwa Yoga;
- Wandern, Waldlauf, Langlauf;
- Schwimmen, Baden, Saunen;
- Tanzen;
- Schilaufen, Eislaufen;
- Tennis, Golf;
- Spielsportarten wie Handball, Volleyball usw.;
- Kegeln, Boccia, Eisschießen;
- Handarbeiten;
- handwerkliche Tätigkeiten, Reparieren und Renovieren;
- Reisen.

Seelisch-geistige und soziale Aktivitäten:

- Kunsthandwerkliche Tätigkeiten: Malen, Bildhauern, Modellieren usw.;
- Politik (für Partei, Gemeinde);
- Photographieren, Filmen;
- Kurse: Sprachkurse, Volkshochschulkurse, Seniorenuniversität usw.;
- Theater, Schauspiel, Oper, Kabarett, Mitwirkung an einer Laienbühne;
- Hausmusik;
- gute Filme anschauen (Kino, Fernsehen);
- Denksportspiele (zum Beispiel Schach) und Gesellschaftsspiele (zum Beispiel Monopoli);

- Vertiefung eines Interessengebietes (zum Beispiel Archäologie, Sternkunde, Etymologie und vieles mehr);
- Lesen (Belletristik, Sachbuch- und Fachliteratur);
- Freundschaften pflegen, diskutieren und zuhören;
- Pflanzen und Tiere züchten;
- Beratertätigkeit als Spezialist (Auswertung der Erfahrungen des Berufslebens oder eines intensiv betriebenen Hobbys);
- soziale Betätigungen (in Spitälern und Altersheimen, als Seniorenvertretung oder als Oma-Hilfsdienst).

Notieren Sie sich nun auf der Seite des Resümees 16 (Seite 120) solche Aktivitäten und Arbeitsfelder, von denen Sie sich – möglicherweise in Verbindung mit Ihrem Partner – *sinnvolle Aufgabenstellungen* versprechen. Legen Sie sich anschließend Rechenschaft darüber ab, ob die einzelnen Aktivitäten eher den körperlichen oder den seelisch-geistigen Teil Ihrer Persönlichkeit aktivieren (siehe dazu Kapitel 3).

Untersuchen Sie dann, ob die von Ihnen ausgewählten Aktivitäten lediglich einen Zeitvertreib darstellen oder ob Sie hier eine Aufgabe vor sich haben, die sinngebend ist und Ihnen das Gefühl vermitteln kann, gebraucht zu werden und nützlich zu sein. Unterstreichen Sie die mehr körperorientierten und die seelisch-geistigen Aktivitäten jeweils mit verschiedenen Farben und rahmen Sie die sinngeben-

Aktivitäten im Ruhestand

den Aufgaben mit der entsprechenden Farbe gut sichtbar ein. Diese sinngebenden Aufgaben können das Gerüst Ihres Ruhestands bilden und Ihrem Leben noch für viele schöne Jahre Sinn und Inhalt verleihen.

Die Gesellschaft hat gegenüber den im Ruhestand lebenden Menschen in den letzten Jahren eine immer größere Zahl von Aufgaben und Pflichten übernommen, die ein lebenswertes Leben im Ruhestand ermöglichen sollen. Sollte nicht auch der im Ruhestand Lebende selbst seinerseits für die Gemeinschaft nützliche Aufgaben übernehmen, die ihm selbst wieder ein Gefühl des Gebrauchtwerdens vermitteln und ihm einen Lebenssinn und eine persönliche Befriedigung bieten können? Für Menschen im Ruhestand gibt es viele sinnvolle Aufgaben zum Wohl der Gemeinschaft, die gleichzeitig Gelegenheiten zur sinnerfüllten Betätigung und zu sozialen Kontakten bieten und solchen Menschen das Gefühl vermitteln, noch gebraucht zu werden. Ein gegenseitiges Geben und Nehmen ist zudem die beste Voraussetzung für ein ersprießliches Zusammenleben der Generationen.

KAPITEL 14

So erstellen Sie Ihr Budget für den Ruhestand

Viele noch Erwerbstätige sehen die Zeit des Ruhestandes in erster Linie unter finanziellen Gesichtspunkten. Eine finanzielle Sicherheit ist für einen sorgenarmen Lebensabend sicherlich eine wichtige Voraussetzung, aber ein erfolgreicher und glücklicher Ruhestand ist damit allein noch nicht gesichert. Dennoch sollten Sie sich rechtzeitig Klarheit darüber verschaffen, wie hoch in etwa Ihr Einkommen im Ruhestand sein wird. In vielen Fällen wird das Einkommen im Ruhestand kleiner sein als in der Zeit des Erwerbslebens. Wie hoch Ihr Renteneinkommen tatsächlich ausfallen wird, können Sie bei den entsprechenden innerbetrieblichen und staatlichen Stellen (Sozialversicherung) erfahren.

Natürlich ist es auch heute noch nicht möglich, langfristig zuverlässige wirtschaftliche Prognosen anzustellen, und eine finanzielle Sicherheit läßt sich im Grunde genommen nie auf längere Zeit garantieren. Dennoch erhöht eine *rechtzeitige Vorsorge* auch in der heutigen, sich rasch wandelnden

Zeit die Aussicht auf einen materiell gesicherten Ruhestand. Auch in diesem Bereich gilt der Grundsatz: Wer sich frühzeitig mit den bevorstehenden Veränderungen auseinandersetzt und nach Möglichkeiten sucht, die kommende Situation zu bewältigen, der wird die Veränderungen leichter bewältigen als der Unvorbereitete.

In zahlreichen Industrieländern baut sich die Altersvorsorge auf drei Säulen auf. Die erste Säule bildet in Form einer Altersrente die *staatliche Vorsorge,* die für die Arbeitnehmer und größtenteils auch für die Selbständigerwerbstätigen obligatorisch ist. Die Finanzierung dieser Pflichtversicherung wird von Arbeitgebern und Arbeitnehmern gemeinsam, meist unterstützt von staatlichen Zuschüssen, getragen. Die staatliche Vorsorge basiert in der Regel auf dem Solidaritätsprinzip (Umlageverfahren): Die Beiträge der Arbeitnehmer und Arbeitgeber beziehungsweise der Selbständigerwerbstätigen werden, abgesehen von den notwendigen Rücklagen, direkt wieder an die Versicherten ausbezahlt. Das Ziel der staatlichen Vorsorge ist die Existenzsicherung der Rentenberechtigten.

Die zweite Säule ist die *betriebliche Vorsorge* in Form von Pensionskassen, Unterstützungskassen und dergleichen. Diese Zusatzversorgung ist in der Regel heute noch freiwillig und wird von Arbeitnehmern, Arbeitgebern oder beiden Sozialpartnern gemeinsam finanziert. Wie hinsichtlich der privaten Vorsorge gilt auch für die Pensionskassen das Prinzip der Kapitaldeckung, das heißt, die einbezahlten Beträge werden gewinnbringend angelegt und kommen dann den Bezugsberechtigten im Ruhestand wieder zugute. Das Ziel der betrieblichen Vorsorge ist die Sicherung des bisherigen Lebensstandards.

Die dritte Säule dient, zusammen mit der betrieblichen Vorsorge, ebenfalls der Sicherung des Lebensstandards. Sie besteht aus der *privaten Vorsorge* des Erwerbstätigen. Die private Vorsorge umfaßt alle Kapitalanlagen wie etwa Ersparnisse, Wertpapiere, Immobilien (Grundstücke, Gebäude, Eigentumswohnungen) usw. Die private Vorsorge ist natürlich freiwillig, und die Finanzierung erfolgt ausschließlich durch den späteren Bezieher und nach dessen eigenem Ermessen.

Da die staatliche Vorsorge in der Regel nur das Existenzminimum abdeckt, ist zur Sicherung eines *angemessenen Lebensstandards* auch im Ruhestand eine ausreichende betriebliche oder beziehungsweise und private Vorsorge unbedingt notwendig.

Das hier beschriebene Drei-Säulen-System bildet die Grundlage der materiellen Altersvorsorge der Bundesrepublik Deutschland, in Österreich und in der Schweiz.

Um eine realistische Vorstellung von den eigenen materiellen Lebensbedingungen im Ruhestand zu gewinnen, ist es unumgänglich, daß Sie sich rechtzeitig einen Überblick über Ihre voraussichtlichen zukünftigen finanziellen Verhältnisse verschaffen, insbesondere auch über Ihre Verpflichtungen. Zu diesem Zweck sollten Sie sich zunächst einmal aufgrund des Schaubildes 10 (Seite 126) Ihre *gegen-*

Schaubild 10

Finanzielle Veränderungen

		↑↓
Einkommen		
Ausgaben		
– Wohnen (inklusive Nebenkosten)		
– Haushalt		
– Nahrungsmittel, Mahlzeiten		
– Bekleidung		
– Medien (Telephon, Radio, TV, Presse)		
– Versicherungen		
– Gesundheit		
– Aus- und Weiterbildung		
– Steuern und Gebühren		
– Anschaffungen und Reparaturen		
– Beiträge (z. B. an Vereine, Clubs usw.)		
– Verkehrsmittel (außer eigenem Auto)		
– Rückzahlungen, Ratenzahlungen usw.		
– Taschengeld für den persönlichen Bedarf		
– Eigenes Auto (inklusive aller Nebenkosten)		
– Sparrücklagen		
– Vergnügungen und Unterhaltung		
– Freizeitgestaltung und Hobbys		
– Einladungen und Geselligkeit, Geschenke		
– Reisen, Ferien, Kuren		

wärtigen finanziellen Verhältnisse – Einkommen und Ausgaben – deutlich vor Augen führen und die entsprechenden Zahlen in die dafür vorgesehenen Rubriken eintragen. Danach können Sie – je nachdem ob bestimmte Beträge im Ruhestand voraussichtlich steigen oder sinken – hinter die jeweiligen Zahlen einen nach oben beziehungsweise nach unten gerichteten Pfeil zeichnen. Etatposten, die sich im Ruhestand kaum oder gar nicht verändern werden, kennzeichnen Sie einfach mit einem waagerechten Strich. So gewinnen Sie einen ersten Überblick über die in Ihrem Budget im Ruhestand zu erwartenden Veränderungen.

Machen Sie nun noch all jene Budgetposten kenntlich, die für Einsparungen im Ruhestand besonders geeignet sind. Anschließend sollten Sie in Resümee 17 (Seite 128) konkret festhalten, welche *Einsparungen und Einschränkungen* Sie vornehmen könnten und in welchen Bereichen Sie als Rentner Vergünstigungen genießen.

- ○ Welche Ausgaben sinken mit dem Ende der Berufstätigkeit und infolge der niedrigeren Einnahmen? Ein Beispiel dafür ist die geringere steuerliche Belastung im Ruhestand.
- ○ Welche Möglichkeiten gibt es, Einsparungen und Einschränkungen vorzunehmen, ohne einen spürbaren Verlust an Lebensqualität hinnehmen zu müssen?
- ○ Wäre es zum Beispiel sinnvoll, auf das eigene Auto zu verzichten, das immerhin einen respektablen Budgetposten darstellt? Wäre es für Sie denkbar, vielleicht irgendwo im Grünen eine

Einsparungen, Einschränkungen, Vergünstigungen

preisgünstigere Wohnung zu beziehen? Könnten Sie sich vorstellen, jetzt, da die Kinder selbständig sind, in einer kleineren Wohnung zu leben?

- Welches sind die Auswirkungen der geplanten Einschränkungen? Der Verzicht auf das Auto schränkt die Mobilität ein, ein Umzug in eine andere Gegend kann den Verlust des angestammten Bekanntenkreises bedeuten. Überwiegen für Sie persönlich die Vorteile oder die Nachteile?

Das Rentenalter bringt aber auch einige finanzielle *Vorteile und Vergünstigungen* mit sich. Denken Sie dabei beispielsweise nur an vergünstigte Fahrkarten für die öffentlichen Verkehrsmittel oder an ermäßigte Eintrittspreise. Auch solche Vergünstigungen können Ihr Budget entlasten, ohne daß Sie sich einschränken müssen.

Bei der Erstellung Ihres Budgets für den Ruhestand sollten Sie aber auch bedenken, daß häufig die Möglichkeit eines Nebenverdienstes besteht, daß Sie als Teilzeitbeschäftigter, als Berater oder in anderen Funktionen tätig sein könnten. Auch Zusatzeinnahmen aus Geldanlagen und Vorsorgeplänen (private Altersvorsorge) sollten Sie in Ihre Berechnungen mit einbeziehen. Tragen Sie solche Zusatzeinnahmen in Resümee 18 (Seite 130) ein, damit Sie jederzeit den Überblick haben.

Auch sollten Sie sich überlegen, inwieweit bestimmte Aktivitäten für Sie im Ruhestand nicht nur einen finanziellen Gewinn abwerfen, sondern Ihnen auch die *Möglichkeit verschaffen, Ihre körperlichen, geistigen und sozialen Fähigkeiten auf-*

Zusatzverdienste, Zusatzeinkommen aus Geldanlagen, Vorsorgeplänen usw.

rechtzuerhalten und zu trainieren. Woran würden Sie gerne arbeiten, und was würde Ihnen Spaß machen? Notieren Sie sich zu diesem Punkt möglichst viele realistische Ideen und unterstreichen Sie die erfolgversprechendsten Möglichkeiten. Achten Sie aber bei der Auswahl möglicher Aktivitäten immer darauf, ob Ihre Pläne unter den gegebenen Verhältnissen und in bezug auf Ihre eigenen Fähigkeiten und Fertigkeiten auch realisierbar sind.

Nachdem Sie jetzt Ihre zukünftigen finanziellen Verhältnisse – Einkünfte wie Ausgaben – geklärt haben, sollten Sie in der Lage sein, ein *Budget* zu erstellen, daß Ihnen eine weitgehende Aufrechterhaltung Ihres bisherigen Lebensstandards und der für Sie angemessenen Lebensqualität im Ruhestand ermöglicht. Tragen Sie nun zuerst Ihr mit Sicherheit zu erwartendes Ruhestandseinkommen in Resümee 19 (Seite 132) in der obersten Zeile Ihres persönlichen Budgetentwurfs an erster Stelle ein.

Ebenso verfahren Sie mit den zukünftigen Ausgaben, die Sie jeweils auf dem ersten Segment der unterbrochenen Linien notieren. Halten Sie dabei zunächst nur unverzichtbare Ausgaben fest, das heißt solche, die zur Deckung des Existenzbedarfs notwendig sind.

Der Existenzbedarf umfaßt die Budgetpositionen Wohnen bis Taschengeld für den persönlichen Bedarf. Einsparungen sind in diesen Bereichen kaum möglich, sondern vor allem bei den Positionen Auto, Sparrücklagen sowie den Aktivitäten im

Mein Budget im Ruhestand

		?
Einkommen		
– Renten, Pensionen, Zusatzverdienste aus Spar- und Kapitalanlagen usw.		
Ausgaben		
– Wohnen (inklusive Nebenkosten)		
– Haushalt		
– Nahrungsmittel, Mahlzeiten		
– Bekleidung		
– Medien (Telephon, Radio, TV, Presse)		
– Versicherungen		
– Gesundheit		
– Aus- und Weiterbildung		
– Steuern und Gebühren		
– Anschaffungen und Reparaturen		
– Beiträge (z. B. an Vereine, Clubs usw.)		
– Verkehrsmittel (außer eigenem Auto)		
– Rückzahlungen, Ratenzahlungen usw.		
– Taschengeld für den persönlichen Bedarf		
– Eigenes Auto (inklusive aller Nebenkosten)		
– Sparrücklagen		
– Vergnügungen und Unterhaltung		
– Freizeitgestaltung und Hobbys		
– Einladungen und Geselligkeit, Geschenke		
– Reisen, Ferien, Kuren		
Ausgaben total		
minus Einnahmen		
Saldo		

Bereich Freizeit und Vergnügen. Sollte Ihr Budget mit einem Defizit abschließen, so müssen Sie in erster Linie diese zusätzlichen Ausgaben verringern oder ganz streichen. Hilft aber alles Streichen nichts, so müssen Sie in Ihrem Ruhestand wohl oder übel Ihren Lebensstil ändern beziehungsweise die Hilfe einer Budgetberatungsstelle in Anspruch nehmen.

Auf dem jeweils zweiten Segment der unterbrochenen Linien mit dem großen Fragezeichen am Kopf können Sie mit Ihren Einnahmen und Ausgaben frei experimentieren, indem Sie alle denkbaren zusätzlichen Einnahmen und Ausgaben berücksichtigen. Dabei werden Sie allerdings unter Umständen auch erfahren, wie leicht man in Schulden geraten kann.

Sicher sehen Sie nun Ihre für den Ruhestand absehbaren finanziellen Verhältnisse ein wenig klarer als zuvor. Da Sie schon einmal mit finanziellen Dingen beschäftigt sind, sollten Sie auch gleich Ihren *Versicherungsschutz* überprüfen. Sind Sie ausreichend versichert (bei Krankheit, Unfall oder Tod usw.)? Sind Sie unter- oder überversichert? Falls Ihnen im einzelnen der Überblick fehlt, empfiehlt es sich, Ihren Versicherungsfachmann zu konsultieren.

Außerdem sollten Sie sich überlegen, wie es um Ihr *Testament* bestellt ist. Haben Sie Ihren Lebenspartner für den Fall Ihres Ablebens testamentarisch ausreichend berücksichtigt und finanziell abgesichert? Ist Ihr Testament rechtsgültig abgefaßt? Wie wird Ihr Nachlaß verteilt? Wie stehen Sie zu Ihren potentiellen Erben? Besprechen Sie diese Fragen mit Ihrem Partner und ziehen Sie bei Unklarheiten oder zur rechtsgültigen Abfassung Ihres Testaments einen Juristen zu Rate.

Schließlich kann es auch in einem schon fortgeschrittenen Stadium Ihres Erwerbslebens durchaus noch sinnvoll sein, sich Gedanken darüber zu machen, wie sich Ihr Einkommen im Ruhestand vielleicht doch noch erhöhen läßt. Wie steht es mit Ihren finanziellen Rücklagen und möglichen Kapitalanlagen? Ziehen Sie zur Beantwortung dieser Fragen im Zweifelsfall einen kompetenten Fachmann oder einen ausgewiesenen Anlageberater Ihrer Bank zu Rate.

KAPITEL 15

Optimales Wohnen im Ruhestand

Schon während des Erwerbslebens verbringen Sie rund die Hälfte Ihrer Zeit zu Hause. Im Ruhestand werden Sie noch mehr Zeit in Ihren eigenen vier Wänden verbringen als bisher. Ihr Zuhause sollte daher bestimmte Grundanforderungen an *Wohnlichkeit und Gemütlichkeit* erfüllen, damit Sie sich daheim wohlfühlen. Größe, Einrichtung und Lage Ihrer Wohnung oder Ihres Hauses bestimmen darüber, ob Sie auch im höheren Alter noch selbständig wohnen und haushalten können. Auf jeden Fall müssen im allgemeinen die Wohnverhältnisse den veränderten Möglichkeiten des älter werdenden Menschen angepaßt werden und bestimmte Sicherheitsbedürfnisse erfüllen. Auch die Miet- oder sonstigen Wohnkosten sollten in einer gesunden Relation zu Ihren finanziellen Möglichkeiten im Ruhestand stehen.

Da Veränderungen mit sechzig Jahren noch eher möglich sind als mit siebzig, ist es ratsam, wenn Sie sich schon vor Ihrem Eintritt in den Ruhestand mit den grundlegenden Fragen des Wohnens und des

Lebens im Ruhestand und im Alter hinsichtlich einer *selbständigen Haushaltsführung* auseinandersetzen und auch die nötigen konkreten Maßnahmen treffen.

Erfahrungsgemäß möchte der ältere Mensch möglichst lange selbständig in seiner vertrauten Umgebung wohnen und haushalten können. Diese Autonomie ist ein grundlegendes seelisch-geistiges Bedürfnis.

Wenn Sie sich frühzeitig mit Ihrer Wohnsituation auseinandersetzen und rechtzeitig die entsprechenden Schritte unternehmen, können Sie zum Beispiel auch vermeiden, daß Sie in höherem Alter noch einmal umziehen müssen und dadurch aus Ihrer vertrauten Umgebung und Ihrem Freundes- und Bekanntenkreis herausgerissen werden.

Das Resümee 20 (Seiten 137ff.) bietet Ihnen Raum, sich zu den verschiedensten Aspekten des Wohnens und Haushaltens im Ruhestand Notizen zu machen. Berücksichtigen Sie dabei die zahlreichen Veränderungen, die der Eintritt in den Ruhestand mit sich bringen wird. Erarbeiten Sie Vorschläge, wie sich Ihre Wohnsituation den veränderten Bedingungen im Ruhestand und im Alter anpassen läßt, und notieren Sie sich konkrete, realisierbare Maßnahmen. Lassen Sie sich dabei jedoch auf jeden Fall mehr von der wahrscheinlichen Realität als von Ihrem Wunschdenken lenken.

Die folgenden Hinweise sollen Ihnen dabei Hilfestellung und Anregung sein. Sie umreißen sämtliche Aspekte des Wohnens und der Gestaltung der

Wohnen und leben im Ruhestand und im Alter

Platzbedarf und selbständiges Haushalten

Ausbau und Einrichtung der Wohnung oder des Hauses

Wohnen und leben im Ruhestand und im Alter

Wohnlage: Erreichbarkeit, Infrastruktur der Gemeinde beziehungsweise des Quartiers

Kosten im Verhältnis zum Renteneinkommen

Wohnen und leben im Ruhestand und im Alter

Vorkehrungen für Sicherheit und Unfallschutz

Hilfsmittel, die ein selbständiges Haushalten erleichtern

Wohnen und leben im Ruhestand und im Alter

Informationen über Alterswohnungen, Altersheime, Alterspflegeheime (Aufnahmebedingungen, Preise usw.)

Öffentliche und soziale Einrichtungen und Dienstleistungen (Wohnfragen, Betreuung, spezielle Dienste für Betagte usw.)

häuslichen Umgebung, die für das Leben im Ruhestand von Bedeutung sind:

1. *Platzbedarf und selbständiges Haushalten:*
   Verlieren Sie nie aus den Augen, daß ein großer Haushalt (große Wohnung, großes Haus) wesentlich mehr Arbeit erfordert als ein kleiner. Überlegen Sie sich deshalb, wieviel Platz Sie unbedingt benötigen, und gestalten Sie im Hinblick auf die abnehmende körperliche Leistungsfähigkeit im Alter Ihren Haushalt entsprechend um (siehe dazu Seite 137, oben).
2. *Ausbau und Einrichtung der Wohnung oder des Hauses:*
   Steile Treppen können im höheren Alter sehr hinderlich sein. Die Einrichtung der Wohnung oder des Hauses sollte möglichst leicht sauberzuhalten und zu pflegen sein (siehe dazu Seite 137, unten).
3. *Wohnlage (Erreichbarkeit, Infrastruktur der Gemeinde beziehungsweise des Quartiers):*
   Eine enge Anbindung Ihres Wohnviertels an das öffentliche Verkehrsnetz ist ein großer Vorteil, wenn Sie einmal auf Ihr eigenes Auto verzichten müssen. Daneben sind leicht erreichbare Einkaufsorte wie auch die Nähe eines guten Arztes wichtige Kriterien für die Wahl eines Alterssitzes (siehe dazu Seite 138, oben).
4. *Kosten im Verhältnis zum Renteneinkommen:*
   Vergessen Sie nicht, die Relation zwischen Ihrem voraussichtlichen Ruhestandsbudget und den wahrscheinlichen finanziellen Aufwendungen für die Unterhaltung einer Wohnung

oder eines Hauses zu berücksichtigen (siehe dazu Seite 138, unten).

5. *Vorkehrungen für Sicherheit und Unfallschutz:*
   Es gibt viele Möglichkeiten, die Sicherheit im Haushalt im Hinblick auf das eigene Älterwerden zu erhöhen, seien es Bodenbeläge, die ein Ausgleiten verhindern, oder auch nur sichere Haltegriffe in der Badewanne (siehe dazu Seite 139, oben).
6. *Hilfsmittel, die ein selbständiges Haushalten erleichtern:*
   In diesem Zusammenhang sollten Sie sich vor allem über Haushaltsgeräte informieren, die Ihnen bestimmte Arbeiten im Haushalt abnehmen können (siehe dazu Seite 139, unten).
7. *Alterswohnungen, Altersheime, Alterspflegeheime:*
   Falls Sie Alternativen zur eigenen Wohnung oder zum eigenen Haus in Betracht ziehen, sollten Sie sich nach den Kosten erkundigen. Welche Aufnahmebedingungen sind zu erfüllen? Welche Anmeldefristen sind einzuhalten? Bedenken Sie aber auch die Vor- und Nachteile solcher Alternativen (siehe dazu Seite 140, oben).
8. *Öffentliche und soziale Einrichtungen und Dienstleistungen:*
   Wohin können Sie sich wenden, wenn Sie es trotzdem einmal nicht mehr alleine schaffen? In vielen Städten und Gemeinden gibt es spezielle Einrichtungen für Betagte wie Beratungsstellen für die verschiedenen Alltagsprobleme, Mahlzeitendienste, Haushaltshilfen usw. (siehe dazu

Seite 140, unten). Auf diese Möglichkeiten wird in einem der folgenden Kapitel noch ausführlicher hingewiesen.

Analysieren Sie nun Ihre gegenwärtige Wohnsituation hinsichtlich der genannten Aspekte im Hinblick auf Ihren bevorstehenden Ruhestand und Ihre alten Tage. Machen Sie sich eine Liste aller konkreten Veränderungen und beziehungsweise oder der Verbesserungen, die Sie für den Auf- oder Ausbau Ihres Alterssitzes in Angriff nehmen müssen.

KAPITEL 16

Die Frage nach dem Sinn des Lebens

Über den Sinn des Lebens haben die Menschen seit jeher nachgedacht – ohne allerdings bis heute eine allgemein verbindliche Definition gefunden zu haben. Gegenstand dieses Kapitels ist jedoch nicht der Sinn des Lebens im allgemeinen, sondern genau jener Sinn, den Sie Ihrem eigenen Leben – heute und im Ruhestand – zu geben wissen.

Im Berufsleben stellt die Arbeit oft den einzigen oder wenigstens überwiegenden Sinn und Inhalt des Lebens dar. Mit dem Ausscheiden aus dem Arbeitsprozeß fallen dieser Sinn und dieser Lebensinhalt von einem Tag auf den andern weg. Das Vakuum ist um so größer, und die Folgeerscheinungen sind um so drastischer, je mehr sich der Betreffende mit seiner Arbeit und seinem Aufgabenbereich identifiziert und sich für seine Aufgabe eingesetzt hat.

Wer es versäumt hat, seinem Leben rechtzeitig einen über die Berufstätigkeit hinausgehenden Sinn zu verleihen, der wird mit großer Wahrscheinlichkeit beim Eintritt in den Ruhestand in eine *schwere Sinnkrise* geraten. Wer sich nie weitergehende Gedanken über den Sinn des eigenen Lebens gemacht hat, wird die innere Leere, die er sich ein Leben lang verheimlicht hat, im Ruhestand kaum plötzlich mit sinngebenden Inhalten auffüllen können.

Das Gefühl der Sinnlosigkeit des eigenen Lebens ist eine der negativsten und tragischsten Empfindungen überhaupt. Es kann zu psychischen und physischen Krankheitserscheinungen führen, den Alterungsprozeß beschleunigen und einen frühzeitigen Tod herbeiführen. Nicht wenige Menschen nehmen sich sogar aus diesem Gefühl der Sinnlosigkeit heraus das Leben.

Häufig wird der Sinn des Lebens auch mit dem Begriff »Glück« gleichgesetzt und »Glück« wiederum mit materiellem *Besitz und Macht.* Diese Gedankenverbindung, nämlich daß Glück und Besitz einander bedingen, wird begreiflicherweise von der Werbung verstärkt, die uns weiszumachen versucht, Glück sei durch den Kauf und Konsum von materiellen Gütern zu erwerben. Aber weder der Besitz noch die Konsumierung materieller Dinge macht uns glücklich. Sie sind eine der Hauptursachen der heute so verbreiteten inneren Leere, fördern Aggressionen und Neid und stehen häufig genug der Harmonie des einzelnen mit sich und der Umwelt entgegen. Übertriebenes Konsum- und Besitzdenken senken sogar die Lebensqualität und das Wohlbefinden. Diese Tatsache kann als eindeutig erwiesen gelten.

Der Sinn des Lebens

Im Erwerbsleben

Im Ruhestand

Machen Sie sich nun einmal Gedanken darüber, was Ihrem Leben heute *Sinn und Inhalt* verleiht und wie es in dieser Hinsicht im Ruhestand aussehen wird (siehe dazu Resümee 21, Seite 147). Solche Inhalte können die Berufstätigkeit, eine außerberufliche Aufgabe, der Lebenspartner, die Familie, die Kinder und vieles mehr sein. Was Ihrem Leben Sinn und Inhalt verleiht, das können nur Sie ganz alleine entscheiden.

Überlegen Sie sich deshalb, ob das, was Ihnen heute sinngebend erscheint, auch noch im Ruhestand, in fünf oder zehn Jahren, als tragbares Fundament eines rundum erfüllten Lebens erscheinen wird oder ob Sie die Basis Ihres Lebens nicht umstrukturieren sollten. Dies ist jedenfalls unbedingt erforderlich, wenn bisher die Erwerbstätigkeit Ihr einziger Lebenssinn und -zweck gewesen ist!

KAPITEL 17

Krankheit, Sterben und Tod

Unsterblichkeit ist für alle höheren Lebewesen, also auch für uns Menschen, eine Illusion, ein unerfüllbarer Wunschtraum. Wahrscheinlich würde dieser Wunschtraum, gelänge es uns, ihn zu verwirklichen, sich ohnehin als Alptraum entpuppen. Wäre der Mensch unsterblich, so könnte er nicht sterben, und es gäbe auch keine Erlösung von Krankheiten und Verletzungen. Die Angst vor Ansteckung und Verletzung wäre in einem solchen Fall unvorstellbar groß und würde uns Menschen wohl bald in den Wahnsinn treiben.

In unserer Gesellschaft wird zunehmendes Alter meist mit Abbau, Gebrechlichkeit und Krankheit in Zusammenhang gebracht. Viele Menschen glauben sogar, daß der Tod immer die Folge einer Krankheit sei. Das würde aber auch bedeuten, daß es ohne Krankheit keinen Tod geben dürfte – was aber keinesfalls den Tatsachen entspricht.

Es gibt, im Gegenteil, genügend Anhaltspunkte dafür, daß das Leben auch ohne Krankheit begrenzt ist: Schon immer wurde das Höchstalter des Menschen um die hundert Jahre angesetzt. Im *Guinness-Buch der Weltrekorde* (1980) wird das höchste von einem Menschen bewiesenermaßen erreichte Alter mit hundertundvierzehn Jahren angegeben. Ob Berichte über besonders langlebige Menschen, die in einigen abgelegenen Gebieten der Erde leben, der Wahrheit entsprechen, ist bis heute nicht bewiesen. Solche Berichte müssen daher zunächst einmal als höchst zweifelhaft angesehen werden.

Was setzt nun aber unserem Leben seine natürliche Grenze? Die Lebensdauer unseres Körpers scheint durch die *begrenzte Teilungsfähigkeit der Zellen* limitiert zu sein. Die menschlichen Bindegewebszellen (Fibroblasten) in der Gewebekultur können sich nur rund fünfzigmal teilen. Danach stellen sie ihr Wachstum ein und sterben ab. Die Zellen aller Tierarten und auch diejenigen des Menschen durchlaufen eine bestimmte Anzahl von Teilungen und gehen dann zugrunde. Lebewesen mit einer kürzeren Lebensdauer durchlaufen weniger Zellteilungen als langlebige Arten.

Auf der Ebene des gesamten Organismus scheint das Leben durch den schließlichen *Zusammenbruch der Homöostase,* das heißt des ausgewogenen Zusammenspiels der einzelnen Organe, begrenzt zu sein. In jungen Jahren verfügt unser Organismus noch über ausreichende Reserven, um dieses Gleichgewicht auch bei größeren Störungen von außen aufrechtzuerhalten. Diese »Organreserven« sind rund zehnmal größer, als dies für die Aufrechterhaltung des Gleichgewichts unbedingt notwendig wäre. Mit zunehmendem Alter aber nehmen diese

Reserven stetig ab. Schließlich kann bereits eine geringfügige Störung ausreichen, um das innere Gleichgewicht des Organismus irreparabel zu stören. Die Folge ist dann der *natürliche Tod*, der als Folge der Erschöpfung der Organreserven eintritt, ohne daß im eigentlichen Sinne des Wortes eine Krankheit daran beteiligt ist.

Bereits nach dem dreißigsten Lebensjahr scheinen diese Organreserven außergewöhnlich schnell abzunehmen, dabei schrumpfen sie etwa alle acht Jahre um die Hälfte. Durch diesen Prozeß ist dem Leben aller höheren Organismen seine Grenze gesetzt.

Während die uns zur Verfügung stehende Lebensdauer also grundsätzlich nach oben hin begrenzt ist, hat sich die *mittlere Lebenserwartung* in den Industriestaaten seit dem Beginn unseres Jahrhunderts von durchschnittlich siebenundvierzig Jahren auf dreiundsiebzig Jahre erhöht. Für Frauen beträgt diese mittlere Lebenserwartung sogar siebenundsiebzig Jahre.

Die Gründe für den Anstieg der durchschnittlichen Lebenserwartung seit dem Beginn unseres Jahrhunderts liegen vor allem in der erfolgreichen Bekämpfung der *Infektionskrankheiten*, die früher eine große Zahl der vorzeitigen Sterbefälle verursachten. Typische Infektionskrankheiten sind Tuberkulose, akutes rheumatisches Fieber, Pocken, Diphtherie, Wundstarrkrampf, Kinderlähmung und Pneumokokken-Pneumonie (Lungenentzündung). Diese Krankheiten konnten durch die Verbesserung der Ernährung, der Wohnverhältnisse, der Hygiene und mit Hilfe von Schutzimpfungen und durch den Einsatz von Antibiotika fast vollständig – bis zu über achtundneunzig Prozent beseitigt werden.

Heute sind vor allem *chronische Erkrankungen* in über achtzig Prozent aller Fälle Todesursache beziehungsweise der Grund für vorzeitige Gebrechlichkeit. Solche Krankheiten sind Arteriosklerose (inklusive Herz- und Hirnschlag), Diabetes im Erwachsenenalter, chronische Lungenerkrankungen (inklusive Lungenemphysem), Krebs und Leberzirrhose. Die meisten dieser chronischen Erkrankungen, die sich in der Regel schon lange Zeit vor ihrer Entdeckung langsam entwickeln und ausbreiten und schließlich zu vorzeitiger Gebrechlichkeit beziehungsweise zum Tod führen, sind bis heute kaum oder gar nicht heilbar. Ihr Auftreten ließe sich jedoch sehr viel häufiger, als dies heute geschieht, so lange hinauszögern, daß sie innerhalb der natürlichen Lebensdauer des einzelnen Menschen nur relativ selten oder gar nicht manifest würden. In diesem Fall würde der natürliche Tod dann früher eintreten, als das chronische Leiden zum Ausbruch käme.

Auf diese Weise ließe sich die Lebensqualität älterer Menschen im Durchschnitt drastisch anheben. Wenn es der Medizin gelingt – und viele Untersuchungen sprechen dafür –, die chronischen Altersleiden hinauszuzögern, so daß der Zeitpunkt des natürlichen Todes mit dem Zeitpunkt des Auftretens dieser Krankheit mehr oder weniger zuammenfiele, so ließe sich unnötiges Leiden verhindern.

Die *künstliche Lebensverlängerung* durch Intensivpflege über den Zeitpunkt hinaus, da der natürliche Tod aus den geschilderten Gründen ohnehin unabwendbar ist, muß unter solchen Bedingungen für den Patienten wie für die Medizin sinnlos erscheinen und zögert das unvermeidliche Sterben nur unnötigerweise hinaus. Die Aussetzung solcher Maßnahmen ist in einem solchen Fall auch unter ethischen Gesichtspunkten durchaus vertretbar, ja geboten. Die meisten Menschen wünschen sich, bis zum Schluß geistig, seelisch und körperlich aktiv zu leben, und dieser Wunsch steht in krassem Gegensatz zu dem langsamen Dahinsiechen bis zum Tod, wie es im modernen Medizinbetrieb immer häufiger zu beobachten ist. Es kann also nicht darum gehen, dem Leben im Alter mit künstlichen Maßnahmen noch einige Jahre hinzuzufügen, sondern nur darum, die Jahre im Alter noch mit wirklichem Leben zu füllen.

Chronische Erkrankungen und Altersleiden sind nicht nur Schicksal. Das Auftreten von Lungenkrebs und Lungenemphysem läßt sich beispielsweise durch den Verzicht auf das Rauchen weitgehend verhindern. Arteriosklerotische Erkrankungen im weitesten Sinn beruhen im allgemeinen auf Übergewicht und lassen sich mit Hilfe einer ausgewogenen Ernährung und ausreichender körperlicher Bewegung weitgehend vermeiden.

Ein Großteil der chronischen Erkrankungen ist nicht auf Abnutzung, sondern auf einen Nichtgebrauch bestimmter Organe zurückzuführen, denn jedes Organ und jede Organfunktion verkümmern, wenn sie nicht mehr gebraucht werden. Das Altern, das heißt der Verlust der Organreserven, läßt sich mittels eines *abgestuften Körpertrainings* und der permanenten Beanspruchung der entscheidenden Organfunktionen durchaus verlangsamen. Aus diesem Grund werden beispielsweise Arthritispatienten heutzutage dazu angehalten, ihre Gelenke möglichst viel zu bewegen. Auch Herzinfarktpatienten wird heute medizinischerseits körperliche Bewegung statt Schonung empfohlen.

Wie schon erörtert wurde, kann man den Alterungsprozeß individuell innerhalb einer beachtlichen Bandbreite selbst steuern und beeinflussen. Mit fortschreitendem Alter nehmen die individuellen Unterschiede hinsichtlich des Gesundheitszustandes und der körperlichen und geistigen Leistungsfähigkeit sehr stark zu. Diese *individuellen Unterschiede* sind wesentlich größer als die gesundheitlichen Unterschiede zwischen den verschiedenen Altersgruppen. Das bedeutet beispielsweise, daß im Einzelfall ein Siebzigjähriger durchaus gesünder und leistungsfähiger sein kann als ein Fünfzigjähriger und daß ein Fünzigjähriger ohne weiteres gesünder und leistungsfähiger sein kann als ein Dreißigjähriger. Das Alter allein scheint also für den Gesundheitszustand nicht ausschlaggebend zu sein. Viel wichtiger sind das Training der eigenen Organreserven und eine gesundheitsbewußte Lebensweise.

Obwohl die Organreserven nach dem dreißigsten Altersjahr generell abnehmen, können Sie diesem

Trend dennoch entgegenwirken und einzelne Funktionen mit zunehmendem Alter sogar noch verbessern; dies haben Untersuchungen über die Beeinflussung der Intelligenz, der körperlichen Gesundheit, des sozialen Verhaltens und des Gedächtnisses durch Training bei über Siebzigjährigen gezeigt. Innerhalb weitgesteckter biologischer Grenzen können Sie also Ihr individuelles Altern selbst verzögern und beeinflussen. Voraussetzung dafür ist jedoch die Einsicht, daß Sie für Ihre Gesundheit maßgeblich selbst verantwortlich sind und nur Sie selbst Ihre Gesundheit und Ihr Älterwerden im positiven Sinn beeinflussen und diese Verantwortung keinem Arzt, keiner Pharmaindustrie und keinem noch so leistungsfähigen Gesundheitssystem übertragen können.

Die wesentlichen Faktoren, die Ihre Gesundheit und Ihren Alterungsprozeß beeinflussen, sind ausreichende körperliche Bewegung, Kontrolle des Körpergewichts und eine adäquate Ernährung sowie psychohygienische Maßnahmen im Sinne einer positiven Grundeinstellung zu sich selbst und Ihrer Umwelt.

Die Möglichkeit eines körperlich, seelisch und geistig lebenswerten Lebens scheint heute praktisch fast jedermann bis ins höchste Alter offenzustehen. Aber nicht nur jeder einzelne älter werdende Mensch sollte seine Einstellungen, Haltungen und Verhaltensweisen in Richtung *Eigenverantwortlichkeit und Gesundheitsbewußtsein* ausrichten; auch die Gesellschaft insgesamt täte gut daran, ihre Vorurteile und Rollenzuweisungen gegenüber älteren Mitbürgern zu ändern. Betagte brauchen nicht so sehr Formen der Hilfe und Betreuung, die sie nur noch hilfloser machen, sondern die Möglichkeit, sich selber zu helfen und die Welt selbständig zu erleben und mitzugestalten. Ältere Menschen brauchen nicht nur unverbindliche Sympathie, sondern das Gefühl, noch zu etwas nutze zu sein. Sie brauchen nicht nur Intensivpflegemedizin, sondern mitmenschliche Kontakte.

Unsere Lebensdauer ist, wie schon erwähnt, durch biologische Mechanismen begrenzt, auf die wir heute noch keinen Einfluß nehmen können. Ein Leben ohne Tod wäre nach heutigem Wissensstand ein Alptraum, denn der Tod kann ja auch die Erlösung von einem schweren Leiden bedeuten. Deshalb sollte nicht Langlebigkeit um jeden Preis unser Hauptziel sein, sondern eher ein Leben, das uns bis kurz vor dem Tod unnötige Leiden möglichst erspart. Mit Hilfe einer entsprechenden Lebensweise lassen sich die üblichen Altersleiden in der Regel tatsächlich fast bis zum Zeitpunkt des natürlichen Todes, der nicht die notwendige Folge einer Krankheit ist, hinauszögern.

Die Frage, ob es ein *Leben nach dem Tod* gibt, ist bis heute eine Glaubensfrage geblieben. Gleichwohl ist es wichtig, daß jeder Mensch in dieser Schicksalsfrage eine Ansicht hat. Wir beziehen, welcher Ansicht wir auch sein mögen, aus unserer Überzeugung Sicherheit und Kraft.

Die nächstliegende Frage sollte jedoch sein, ob wir vor unserem Tod auch wirklich gelebt haben. Wenn wir wirklich gelebt haben, so bildet der Tod die Vollendung eines erfüllten Lebens. Nach einem solchen Leben können wir den Tod viel leichter akzeptieren.

Obwohl unsere Hülle sterblich ist, gibt es dennoch Möglichkeiten, nach dem Tode weiterzuleben. Eine dieser Möglichkeiten verkörpern unsere Nachkommen, in denen wir genetisch weiterexistieren. Eine weitere Möglichkeit besteht in dem Überdauern unseres Geistes in den Werken, die wir während unseres Erdendaseins geschaffen haben und die im Geiste der kommenden Generationen weiterleben. Während die materiellen Leistungen naturgemäß eher dem Zerfall preisgegeben sind, sind es die immateriellen Werte, neue Ideen, der Geist eines Menschen, der noch für Generationen weiterleben und immer wieder Anregung sein kann.

Die *Angst vor dem Sterben* ist ein Phänomen, das eigentlich erst infolge der Verdrängung des Sterbens aus dem öffentlichen Leben in die Abgeschiedenheit von Spitälern und Kliniken entstanden ist. Bis ins neunzehnte Jahrhundert hinein waren Geborenwerden und Sterben integrierter Bestandteil des täglichen Lebens. Natürlich werden wir heutzutage tagtäglich in den Massenmedien mit Nachrichten über Todesfälle infolge unheilbarer Krankheiten, Gewaltverbrechen oder Kriegsereignisse überschwemmt. Auch Kriminal- und Wildwestfilme kommen kaum ohne Tote aus. Über die Filmtoten wissen wir allerdings, daß sie nach dem Abdrehen der Szene wieder aufstehen werden und daß dies alles nur gespielt ist. Die Opfer von Mord und Gewaltverbrechen und Kriegstote sind zwar real, aber wir fühlen uns nicht unmittelbar betroffen, weil wir nicht direkt bedroht sind, weil die Toten weit weg sind und wir zu den Opfern keine persönlichen Beziehungen haben.

Das Sterben der unmittelbaren Angehörigen hingegen wird diskret in die Spitäler und Kliniken verbannt, weil der *Tod als Wirklichkeit* uns fremd, ja schon beinahe peinlich geworden ist, denn er konfrontiert uns mit jener Ohnmacht, die abzuleugnen geradezu zum Hauptgeschäft unseres gesamten gesellschaftlichen Lebens geworden ist – eine Tatsache, die uns nicht gerade Ehre macht.

Hinsichtlich der Angst vor dem Sterben spielt vermutlich inzwischen die Angst vor dem Leiden und als Folge der heutigen Intensivmedizin vor dem Nicht-sterben-Dürfen eine nicht zu unterschätzende Rolle. Die Frage, wie lange unheilbar Kranke und Todgeweihte noch künstlich und unter großen Schmerzen am Leben erhalten werden sollen, stellt sich heute immer dringender. Patiententestamente, in denen unter bestimmten Umständen lebensverlängernde Maßnahmen abgelehnt werden, sind eine erste Konsequenz.

Ein anderer Ausweg aus dieser Angst ist der Versuch, die chronischen Altersleiden bis nahe an den Zeitpunkt des biologischen Todes hinauszuzögern, bis zu einem Zeitpunkt also, da lebensverlängernde Maßnahmen ohnehin jeden Sinn verlieren. Dazu gehört jedoch auch seiten des einzelnen eine Lebensweise, die der frühzeitigen Entstehung der bereits erörterten chronischen Altersleiden vorbeugt.

Wie steht es nun mit Ihrer Einstellung gegenüber Krankheit, Sterben und Tod? Haben Sie Angst? Wenn ja, wovor? Sehen Sie im Tod eine Erlösung? Wenn ja, warum? Resümee 22 (Seite 160) bietet Ihnen Raum, Ihre Ansichten und vor allem Ihre Gefühle zum Thema Krankheit, Sterben und Tod schriftlich festzuhalten und anschließend auf ihre Echtheit zu überprüfen. Beruhen diese Gefühle nur auf den gängigen Vorurteilen oder sind sie echt? Sind sie produktiv oder destruktiv? Falls diese Gefühle und Vorstellungen Sie nur verängstigen oder behindern, was müssen Sie tun, um positiver zu leben – und um schließlich auch ruhig sterben zu können?

Was würde sich an Ihrem Leben verändern, wenn Sie mit fast absoluter Gewißheit wüßten, daß Sie nur noch ein Jahr zu leben hätten? Führen Sie diesen Gedanken weiter und machen Sie sich klar, daß unser aller Leben eines Tages zu Ende sein wird, sei es durch den natürlichen Tod, durch Krankheit oder Unfall. Welche Konsequenzen könnte dieses Bewußtsein für Ihre gegenwärtige Lebensführung haben? Sollten wir nicht lieber unser Leben ständig unter dem Gesichtspunkt unserer begrenzten Lebenserwartung gestalten und unter dieser Voraussetzung unser ganzes Tun und Denken voll auf das Leben – das Hier und Jetzt – konzentrieren? Unseren Besitz können wir ohnehin nicht mit in den Tod hinüberretten. Unser Geist kann aber auch

Sterben und Tod

noch nach unserem Tod weiterleben. Vielleicht kann dieser Gedanke Sie ermutigen. Denken Sie über diese hier nur angerissenen Fragen gründlich nach und notieren Sie sich, welche Veränderungen sich aus Ihren Einsichten für Ihr eigenes Leben ergeben könnten. Seien Sie sich dabei immer der Erkenntnis bewußt: Der Tod ist die *Vollendung des Lebens.*

Auch einen weiteren wichtigen Aspekt der Todesproblematik sollten Sie sich nicht vorenthalten. Was würde sich in Ihrem Leben verändern, wenn ein Ihnen nahestehender Mensch infolge einer unheilbaren Krankheit in naher Zukunft sterben müßte? Was würde sich in Ihrem Verhalten gegenüber dieser Person verändern? Notieren Sie sich die möglichen Verhaltensänderungen und wie Sie eine solche Situation bewältigen könnten. Welche Maßnahmen können Sie bereits heute treffen, um in einer solchen Situation sich und dem betroffenen Menschen das Leben zu erleichtern?

Vergessen Sie bei Ihrer *Bestandsaufnahme* auch nicht zu berücksichtigen, daß eine allzu starke und einseitige Fixierung auf eine einzige Person oder nur wenige Menschen einen solchen Verlust nur um so schmerzlicher erscheinen läßt. Ein gut ausgebautes Netz sozialer Beziehungen hingegen kann den Verlust eines nahestehenden Menschen, zum Beispiel des Partners, viel eher auffangen und die Folgen wenigstens abmildern.

Eine weitere grundlegende Frage lautet: Was bin ich einem schwerkranken, sterbenden Angehörigen schuldig? Wie verhalte ich mich in einer solchen Situation?

Denken Sie über diese Fragen nach, alleine, mit Ihrem Partner oder mit Freunden und Bekannten. Die genannten Probleme werden früher oder später auch auf Sie zukommen. Eine rechtzeitige Auseinandersetzung mit diesen Fragen hilft Ihnen, im entscheidenden Moment der Situation gewachsen zu sein (siehe dazu Resümee 22, Seite 160).

KAPITEL 18

Wenn Sie einen Ratschlag oder Hilfe benötigen

Nicht alle Probleme, die der Alltag mit sich bringt, können wir alleine lösen. Manchmal bedürfen wir der Hilfe. Aber wo findet man diese Hilfe? Wo kann man sich informieren? An wen sich wenden?

In vielen Städten und Gemeinden gibt es heute Einrichtungen, die älteren Menschen in praktisch allen Lebensbereichen mit Informationen, Rat und Tat beistehen – meist sogar kostenlos oder gegen eine bescheidene Gebühr. Für Sie ist es daher wichtig zu wissen, wohin Sie sich wenden können. Überwinden Sie die Schwellenangst und nehmen Sie diese Einrichtungen mit ihren Dienstleistungen in Anspruch. Gerade wenn es sich um öffentliche Einrichtungen handelt, sollten Sie daran denken, daß der Staat für die Bürger da ist – und nicht umgekehrt!

Viele Gemeinden und Städte wie auch private und gemeinnützige Organisationen geben auch Informationsmaterial über ihre Dienstleistungen und Einrichtungen heraus. Falls für Ihren Wohnort eine solche Zusammenstellung noch nicht existiert, kann Ihnen die folgende Checkliste nützliche Hinweise für die Gestaltung eines eigenen Wegweisers geben. Die Zusammenstellung und Gestaltung eines solchen *persönlichen Wegweisers* für die älteren Menschen in Ihrem Wohnort und in dessen Umgebung wäre zum Beispiel auch eine sinngebende Aufgabe, die Sie mit vielen Leuten in Kontakt bringen und Ihnen vielfältige geistige Anregungen bieten würde.

Wegweiser für ältere Menschen (mit Angabe der regionalen Gültigkeit):

1. *Allgemeine Beratung, Betreuung und finanzielle Hilfe*
   Allgemeine Beratungsstellen,
   Sozialhilfestellen,
   Fürsorgeämter,
   kirchliche Dienste,
   Rentnerorganisationen,
   telephonische Beratung in Notfällen.

2. *Sozialversicherung*
   Informationsstellen für alle die Sozialversicherung betreffenden Fragen (Renten, Kranken- und Unfallversicherung usw.).

3. *Wohnfragen*
   Wohnungs- und Zimmervermittlungen,
   Alterswohnungen,
   Alters- und Pflegeheime.

4. *Spezielle Dienste für Betagte*
   Haushaltshilfe,
   Mahlzeitendienste,
   Nachbarschaftshilfe.

5. *Gesundheit*
   Gesundheitsberatungsstellen,
   Notfalldienste,
   Krankentransportdienste,
   Ärzte, Kliniken und Spitäler,
   Krankenkassen,
   Hauspflege,
   Gemeindeschwestern.

6. *Freizeit und Beschäftigung*
   Freizeitwerkstätten,
   Volkshochschulen,
   Gemeinschaftszentren,
   Sportliche und kulturelle Einrichtungen,
   Arbeits- und Stellenvermittlung für Pensionierte.

7. *Rechtsberatung und Beratung in wirtschaftlichen Fragen*
   Allgemeine Rechtsberatung,
   Erbrecht und Testament,
   Mietrecht,
   Steuerberatung,
   Budgetberatung,
   Verbraucherorganisationen.

8. *Todesfall*
   Bestattungsamt,
   Erbschaftsamt.

Neben diesen allgemeinen Dienstleistungsangeboten und Einrichtungen, die für jedermann zugänglich sind, bieten die meisten größeren Firmen für ihre ehemaligen Mitarbeiter diverse Dienstleistungen beziehungsweise Einrichtungen an:

- Rechtsberatung,
- Pensionskasse,
- allgemeine Auskunfts- und Beratungsstelle,
- Einrichtungen, die den Mitarbeitern auch nach ihrer Pensionierung zur Verfügung stehen (Freizeitwerkstätte, Sporteinrichtungen usw.).

Erkundigen Sie sich auch nach Leistungen und Angeboten der Firma im Hinblick auf Ihren Ruhestand:

- Möglichkeit der vorzeitigen Pensionierung,
- Möglichkeit der gleitenden Pensionierung,
- Möglichkeit von Arbeitszeitverkürzungen (Auswirkungen auf das Gehalt),
- Arbeitserleichterungen,
- Möglichkeiten einer (teilweisen) Weiterbeschäftigung nach Erreichen der Altersgrenze.

Notieren Sie sich alle Einrichtungen und Dienstleistungen in Ihrer Umgebung, die Sie in folgenden Situationen beanspruchen können:

Wenn Sie Kontakt zu anderen Menschen suchen . . .

____

____

Wenn Sie sich für eine Alterswohnung interessieren . . .

____

____

Wenn Sie mit Ihren Finanzen im Ruhestand nicht zurechtkommen . . .

____

____

Wenn Sie oder Ihr Partner schwer krank werden . . .

____

____

Wenn Sie im Ruhestand einen Zusatzverdienst benötigen . . .

____

____

Wenn Sie eine sinngebende Tätigkeit im Dienste der Mitmenschen und der Gemeinschaft suchen . . .

Wenn Sie wissen möchten, wie hoch Ihr Einkommen im Ruhestand sein wird . . .

Wenn Sie mit der Steuererklärung Schwierigkeiten haben . . .

Wenn Sie persönliche Probleme haben, die Sie gerne mit jemandem besprechen möchten . . .

Wenn Sie Ihr Testament richtig und rechtsgültig aufsetzen möchten . . .

Wenn Sie finanzielle Unterstützung benötigen . . .

Wenn Sie ein juristisches Problem haben . . .

Wenn Sie Versicherungsfragen klären möchten . . .

Wenn Sie gerne wieder Sport treiben möchten . . .

____

____

Wenn Sie eine interessante Freizeitbeschäftigung suchen . . .

____

____

Wenn Sie sich weiterbilden möchten . . .

____

____

Wenn ein Todesfall eintritt . . .

____

____

Vervollständigen Sie Ihren persönlichen Wegweiser noch mit weiteren nützlichen Adressen und Telephonnummern, beispielsweise von nahen Verwandten, Freunden, ärztlichen Diensten (Haus- und Notarzt), Vereinen usw.

KAPITEL 19

Ausblick

Die schönsten Einsichten und Vorsätze nützen nichts, wenn sie nicht in den Alltag übertragen werden und konkrete Maßnahmen zur Folge haben. Stellen Sie sich am Ende dieses Buches noch einmal die wichtigsten Einsichten und Vorsätze in Form einer umfassenden *Bestandsaufnahme* (Resümee 23, Seite 172) zusammen und suchen Sie nach Möglichkeiten und Wegen, Ihre Einsichten und Vorsätze in Form konkreter Schritte in die Tat umzusetzen.

Wenn Sie sich dabei der Unterstützung und Kontrolle durch den Partner oder eine Gruppe Gleichgesinnter versichern, wird Ihnen die Realisierung Ihrer Einsichten und Vorsätze wesentlich leichterfallen.

Vergegenwärtigen Sie sich nun noch einmal Kapitel für Kapitel die wichtigsten *Erkenntnisse,* die Sie bei der Lektüre dieses Buches gewonnen haben. Formulieren Sie dann konkrete *Pläne, Vorsätze und Ziele,* die Sie im Hinblick auf Ihren Ruhestand realisieren beziehungsweise erreichen möchten.

Bestandsaufnahme

Meine wichtigsten Erkenntnisse

Einsichten

Pläne, Ziele und Vorsätze

Bleiben Sie dabei jedoch realistisch und lassen Sie nicht Ihre eigenen Möglichkeiten außer acht.

Nehmen Sie in Zukunft dieses Buch immer wieder zur Hand und vervollständigen Sie Ihre Aufzeichnungen. Auf diese Weise gestalten Sie sich Ihren eigenen individuellen Wegweiser für ein erfülltes und glückliches Leben im Ruhestand und im Alter. Meine besten Wünsche begleiten Sie dabei.